Michael von Känel / Fritzgerald Jeremia Finch

Heilen 4

Grundsätze der Energiearbeit und des energetischen Heilens

Copyright und Layout:

Michael von Känel, BE/Schweiz

Inhalt

3

1 Einleitung

Dieses Buch hier ist der vierte Band zum Thema *energetisches Heilen* aus der *Serie spirituelles* Wissen. Dass hier ein weiteres Buch zu Energiearbeit geschrieben wird, hat in erster Linie zwei Gründe: Der Erste ist, dass sich das energetische Heilen offensichtlich einem grossen Interesse erfreuen darf. Denn obwohl für die vorangehenden Bücher nie Werbung gemacht wurde, fanden sie dennoch den Weg zur Leserschaft – ganz allein durch deren Suche und durch Weiterempfehlungen. Der zweite Grund ist ganz klar, dass der Autor selbst durch die Tätigkeit des energetischen Heilens und Behandelns immer auf neue erstaunliche Erkenntnis stösst, die ihn fasziniert und gleichzeitig demütig macht. Er wusste, *dass alles Energie ist*. Aber dass Energie so stark und vielseitig wirkt und so viel möglich macht, das hätte er nicht gedacht, damals, als er mit diesem Thema zum ersten Mal in Berührung kam.

Energiearbeit stützt sich in unserem Wahrnehmungsbereich stark auf den Mesmerismus ab. Dieser wurde vor zweihundert Jahren durch Beobachtungen, Erfahrungen und Forschungen untersucht und kam so zu Bekanntheit. In Zwischenzeit aber, wohl hauptsächlich aufgrund wissenschaftlicher Dominanz in unserer

Gesellschaft, ist er weitgehend aus dem Wissen der Allgemeinheit verschwunden. Dennoch hat er seine Faszination nicht eingebüsst: Wenn wir einen Widerstand zwischen unseren Händen fühlen, ohne dass wir etwas sehen, aber auch, ohne dass wir uns selbst etwas vormachen würden, ist es dann wirklich möglich, dass wir uns täuschen?

Wer energetisch heilen will, der muss zwangsläufig an etwas glauben, das nicht von allen anerkannt wird. Es ist dies eben die Energie. Wenn jemand elektrische Energie nicht sehen kann, sondern sie nur in ihrer Wirkung erkennt, zum Beispiel, wenn sie eine Lampe zum Leuchten bringt, dann zweifelt er nicht an der Existenz dieser Energieart. Warum fällt es dann so vielen Menschen so schwer, Lebensenergie in ihrer Wirkung zu erkennen und anzunehmen, dass sie existiert?

Uns muss dieser Umstand wenig kümmern, denn wir haben unsere eigenen Erfahrungen gemacht und dürfen darauf abstellen. Wir wissen, dass wir uns täuschen können, und wir haben dennoch viele Selbstzweifel ablegen können. Lebensenergie lässt sich nicht beherrschen, das ist eine Tatsache, die wir akzeptieren gelernt haben. Vielleicht deshalb kann die Wissenschaft nichts mit ihr anfangen. Dennoch liegt Lebensenergie in all ihren verschiedenen Erscheinungsformen jedem einzelnen Ding, das ist, zugrunde. Wir können niemals alles verstehen, was mit Energie zu tun hat. Wir werden auch niemals Energie so beeinflussen können, dass sie unserem Willen in allen Belangen folgt. Aber wir dürfen lernen, sie als schöpferische Grundlage anzunehmen und mit ihr zu arbeiten – so wie es vorgesehen ist.

In diesem Buch geht es nicht mehr in erster Linie um Heilpraktiken, Techniken und Anleitungen. Es geht um ein tieferes Verständnis um die Grundlage des energetischen Heilens. Es geht um die Energie an sich. Um dieses unsichtbare Unerklärbare, das so viel wunderbare Erscheinungen möglich macht und dennoch niemals verstanden werden kann.

Indem wir uns in die Thematik hineingeben, tun wir etwas, was uns ganzmachen hilft: Wir nehmen etwas an, von dem wir erfahren haben, dass es existiert. Aber wir akzeptieren, dass wir es weder beherrschen noch voll und ganz verstehen können. Wir nähern uns also nur an. Und indem wir uns mit einer blossen Annäherung zufriedengeben, öffnet sich in uns ein Tor, das uns Zugang zum Unergründlichen und Unfassbaren gewährt. Ja, das Geheimnis der Energiearbeit liegt darin verborgen, dass wir annehmen, ohne mit unserem Verstand kontrollieren zu können.

Man könnte sich jetzt fragen, wozu es dann trotzdem ein Buch wie dieses hier braucht. Nun ja, wir wollen uns ja etwas Unfassbarem annähern, um dabei zu lernen und vorwärtszukommen. Um dies zu erreichen, brauchen wir Ansätze, die uns vorwärtstragen. Jedes Kapitel dieses Buches versucht, solche Ansätze zu vermitteln, auf dass daraus Gedanken, Intuition und Inspiration erwachsen kann.

Wer heilt, der versucht manchmal sehr lange, einen Schmerz oder ein Unwohlsein zur Auflösung zu bringen. Und urplötzlich kommt von irgendwoher ein Gedankenblitz, eine Idee. «Ich könnte noch das versuchen! Ich habe ja gelesen, dass sich die Dinge so und so verhalten… Vielleicht führt dieser Versuch zur Lösung…». Und wenn der Autor bereits mehrere Bücher zum Thema energetisches Heilen schreiben konnte, so war es aufgrund all der so gemachten Erfahrungen.

Ja, es ist wunderbar, über Erfahrung lernen zu dürfen und dieses Wissen dann einer interessierten Leserschaft zukommen zu lassen! Der Autor bedankt sich darum bei allen Leserinnen und Lesern aus vollem Herzen: Ihr habt es ihm ermöglicht, etwas, was ihm sehr wichtig ist, niederzuschreiben und verbreiten zu dürfen. Würden Sie keine Bücher kaufen, so wäre es nicht möglich, diese zu schreiben – denn auch der Autor hat materielle Verpflichtungen seinem physischen Körper und seiner Familie gegenüber. Aber durch all die Weiterempfehlungen und auch den Kauf all der anderen Bücher und Hörbücher wurde es möglich, bedeutend mehr Zeit für Nachforschungen und Erkenntnis aufwenden zu dürfen. Das erfüllt und scheint einen Sinn zu ergeben. Vielleicht führt es den Autor zu seiner Lebensaufgabe. Allein kann er es niemals schaffen, darum dankt er für Ihre Unterstützung!

Wenn nun in den folgenden Kapiteln Grundsätze und Grundlagen erörtert und erforscht werden, dann gilt auch weiterhin, dass diese nicht als unumstösslich angenommen werden sollten. Denn wer energetisch arbeitet, der entwickelt sich – auch in seinem Verstand und in seinem Intellekt. Manchmal führt dies dazu, dass wir durch unsere Entwicklung eine andere Perspektive einnehmen dürfen und die Dinge dann aus einem anderen Blickwinkel betrachten. Dies führt zu neuer Erkenntnis und neuen Möglichkeiten. Würde alles in diesem Buch als unumstösslich und gegeben angenommen, so wäre ein persönliches Weiterkommen nicht möglich. Nehmen Sie darum das neue Wissen in diesem Buch an und lassen Sie es dann wieder los, wenn Sie merken, dass Ihr Weg Sie zu neuer Erkenntnis und anderen Ansätzen führt. Alles ist im Fluss, alles untersteht einem Wandel. Wir sollen uns immer treiben lassen und uns nicht durch das Festklammern an Wissen irgendwo festbinden. Alles ist Energie. Energie kann umgewandelt, gelenkt und beeinflusst werden, und zwar in einem Masse, das unsere Vorstellungskräfte bei weitem übertrifft. Wir sollten immer für alles offenbleiben, weil uns das neue Wege eröffnet. Es sind dies die Wege, die die Alchemisten schon seit Jahrhunderten beschreiten. Begleitet werden sie von den Philosophen, den Mystikern, den Gnostikern, den Magiern, den Hexen, den Schamanen und den Genies aus Wissenschaft und Forschung. Was mal Irrsinn war, ist heute Existenzgrundlage. Schaffen wir neue Existenzgrundlagen, indem wir uns hin zu neuen Ufern treiben lassen!

2 Die Tätigkeit als solches

Energetisches Heilen umfasst viele verschiedene Aspekte, die oft die Heiltätigkeit verlassen und so zum eigentlichen Lebensziel führen: Wir sollen Ganzheit erlangen. Ganzheit erlangen wir, indem wir Trennungen aufheben und positive Verbindungen schaffen. Heil zu werden, heisst ganz zu werden. Jede Störung, die wir energetisch behandeln und zu transzendieren vermögen, ist nichts anderes als der Wegfall einer Trennung, die wir selbst erschaffen haben. Je mehr Trennung von uns abfällt, je mehr Verbindung kann entstehen. Und so kommt es, dass sich unsere Heiltätigkeit entwickelt. Während wir uns in unseren Anfängen noch mit Muskelkater oder Kopfschmerzen befasst haben, verlagert sich unsere Aufmerksamkeit immer mehr in komplexere Bereiche von Verbindungen und in Sphären, wo das Zusammenspiel der Menschheit Fragen höchster mentaler Herausforderung abverlangt. Wer in solche Bereiche vorstossen darf, der erkennt, dass Heilen nur ein Einstieg ist. Das Ziel ist unbekannt. Aber was erwartet werden darf, ist unerklärbar fantastisch.

Es ist davon auszugehen, dass jede Seele ihre eigenen Entdeckungen und Erkenntnisse machen darf. Darum wird diese Bücherserie auch mit dem fünften Band definitiv enden. Denn ab da, so geht der Autor zumindest davon aus, werden individuelle Wege gegangen. Buchseiten mit weiteren Angaben wären da nur noch hinderlich.

Da wir in diesem Kapitel hier die Tätigkeit des energetischen Heilens betrachten, sollen nachfolgend ein paar Ansätze beschrieben werden:

Unwohlsein beseitigen – Indem wir uns oder andere energetisch behandeln, gelingt es, Unwohlsein zu beseitigen. Das Prinzip dabei ist immer das Gleiche: Wir entfernen verbrauchte, also entladene negative Energie aus einem System und ermöglichen so das Nachfliessen von frischer, positiv geladener Energie. Das ermöglicht es den Energiezentren, wieder einwandfrei zu arbeiten. Die Folge davon ist, dass wir uns besser fühlen. Wir tun somit nichts anderes, als dass wir uns um unsere verschiedenen Körper kümmern, sie warten und unterhalten. Das ist wichtig, denn so schaffen wir die Grundlage dafür, dass wir unseren Weg gehen und uns entwickeln dürfen. Wer würde auf Reisen gehen mit einem Personenwagen, der nicht einwandfrei funktioniert?

Schmerzen auflösen – Unwohlsein und Schmerzen sind nicht dasselbe. Während

Unwohlsein eine Unstimmigkeit anzeigt, signalisieren Schmerzen absoluten Handlungsbedarf. Wenn die Schmerzen physischen Ursprungs sind, so bedarf unser Körper der Ruhe und Erholung. Manchmal müssen wir Wunden verbinden, desinfizieren, schienen oder gar operieren. Auf der Ebene der energetischen Körper ist es ähnlich. Aber da versuchen wir die Ursache der Schmerzen zu finden, indem wir Verbindungen folgen, Glaubensmuster aufzudecken versuchen, negative Emotionen erkennen und loslassen – oder indem wir lernen zu akzeptieren, dass für uns ein anderer Lebensweg vorgesehen ist als der, den wir eingeschlagen haben. Schmerzen sollen unsere Aufmerksamkeit auf sich ziehen, damit wir aktiv werden. Schmerzen erhöhen den Leidensdruck. Dann, wenn der Leidensdruck gross genug ist, sind wir bereit zu handeln. Da wir oft blinde Flecken haben, was uns selbst betrifft, kann eine energetische Behandlung durch eine andere Person helfen, etwas in uns zum Vorschein zu bringen, vor dem wir bisher die Augen verschlossen haben. Die Heilung wird nicht ausbleiben… Und manchmal kann uns das Legen von Karten auf unsere blinde Flecken aufmerksam machen. Dann, wenn etwas von unserem Unterbewusstsein in unser Bewusstsein kommen darf, kann es endlich aufgelöst werden.

Erkennen – Jede energetische Behandlung führt zu Erkenntnis. Egal, ob wir uns selbst oder jemand anderes behandeln, wir lernen immer; und vor allem zeigen wir durch energetisches Behandeln Bereitschaft dazu, uns zu entwickeln und anderen zu helfen. Dies führt in jedem Fall dazu, dass wir von der geistigen Welt wahrgenommen werden, weil wir uns in unserm Charakter dadurch entwickeln. Wer von der geistigen Welt wahrgenommen wird, dem wird Unterstützung zukommen. Es ist diese Unterstützung, die uns weiterbringt und erkennen lässt. Aber alles so, wie es gut für uns ist. Auch in dem Tempo, das wir zu tragen vermögen.

Aufdecken – Wer energetisch behandelt, der deckt Dinge auf. Wer genug Dinge aufgedeckt hat, der kann sich nach und nach ein Bild vom Ganzen machen. So wie das Bild eines Puzzles nur erkannt werden kann, wenn genügend Teile zusammengesetzt werden konnten, ist auch unsere Welt erst erkennbar, wenn uns genügend Erkenntnis, Erfahrung und Wissen zur Verfügung steht. Indem wir behandeln, gelangen wir an Fakten der besonderen Art. Zusammengestellt lassen diese Fakten unsere Realität in einem anderen Licht erscheinen.

Was wir für die Realität gehalten haben, entpuppt sich nach und nach als Illusion. Wir werden enttäuscht werden. Und dann, wenn wir ENT-täuscht sind, dürfen wir hinter die Matrix blicken und Wahrheit erkennen. Aber es ist nur unserer Wahrheit – denn wir sind mit dem Aufdecken noch lange nicht fertig…

Loslassen – Wer energetisch arbeitet, der wird früher oder später zur Erkenntnis gelangen, dass es niemals aufhören wird. Energie kann sich nicht auflösen, sie kann sich nur umwandeln. Unsere Seele, die ja auch aus Energie besteht, kann sich auch nicht auflösen. Aber sie kann sich wandeln und entwickeln. Und das gelingt ihr am einfachsten, indem wir immer wieder das loslassen, was uns eine Zeitlang vorwärtsgebracht hat, was uns aber nach und nach hindert und zurückhält. Alles ist dynamisch. Auch wir sollten dynamisch bleiben, indem wir annehmen und dann wieder loslassen. Dann, wenn wir energetisch zu behandeln haben, steht meistens auch der Moment an, in dem wir etwas loslassen müssen. Indem wir Verbindungen kappen, Glaubensmuster auflösen und neue Energien fliessen lassen, vereinfachen wir diesen Prozess des Abschiednehmens und neu Anfangens.

Akzeptieren – Manche Patienten erfahren bei uns keine Heilung. Manche Beschwerden können wir einfach nicht loswerden – denken wir. Wer über längere Zeit Selbst- und Fremdbehandlungen durchführt, der erkennt, dass niemals eine Behandlung vergebens war. Denn jede Behandlung ist eine Zuwendung. Wir wenden uns uns selbst oder einem anderen Lebewesen zu. Aber durch uns hindurch wendet sich auch die geistige Welt und die Schöpfung über den Fluss von Energien einem Teil von uns oder unserem Patienten zu. Diesen hohen Instanzen des Seins Wirkungslosigkeit zu unterstellen, würde schon fast an Blasphemie grenzen. Nein, wenn eine Heilung nicht unmittelbar eintritt, dann heisst das noch lange nicht, dass sie niemals eintreten wird. Durch den Faktor Zeit beim Heilungsprozess lernen wir zu akzeptieren. Es ist SEHR wichtig, dass wir das lernen!

Vorwärtsgehen – Wer längere Zeit energetischen Tätigkeiten nachgeht, der erkennt, dass das Leben ein ständiges Vorwärtsgehen ist. Wenn uns heute ein Sachverhalt oder eine Tätigkeit erfüllt und glücklich macht, so verliert sie mit jedem weiteren Tag ihren Glanz. Wir können das Glück nicht dingfest machen. Wir können es nur erleben, wertschätzen und dann wieder ziehen lassen. Wenn uns immer nach neuem Glück dürstet, dann müssen wir lernen loszulassen und vorwärtszugehen. Denn an neuen Orten wartet neues Glück auf. Dieses Glück manifestiert sich immer mehr in ideeller Form. Das Materielle verliert an Bedeutung. Dem ist so, weil wir uns in unserem Schwingungslevel entwickeln. Je feinstofflicher wir werden, je mehr dürfen und können wir uns an hohen Dingen erfreuen. Das ist das Vorwärtsgehen, das uns über die Sterntaler zum Licht am Ende des Horizontes führt. Es ist der Weg nachhause…

Wenn wir die obenstehenden Ansätze von energetischem Arbeiten betrachten, so stellen wir fest, dass es gar nicht so sehr um Heilung im Sinne von Beseitigen von Schmerzen geht. Es geht vielmehr darum, dass wir und die Welt um uns herum ganz werden. Heilen ist also ein Irrtum, eine Fehlannahme von uns Menschen. Wir verstehen das Falsche darunter. Wir denken, wir heilen uns oder jemand anderes, um den Normalzustand wieder herzustellen. Dabei ist das gar nicht möglich. Jede Heilung führt zu einem neuen Normalzustand. Den alten können wir niemals wieder erreichen. Jede Heilung ist ein Schritt in Richtung Ganzheit. Und wer Ganzheit erreicht hat, der ist vollkommen. Vollkommen sind wir, wenn wir wieder in das grosse Ganze eingehen. Die Tätigkeit des

Heilens ist also ein ziemlich direkter Weg hin zu unserem Zuhause. Wer heilt, der kehrt ein, weil er sich im Sinne des Guten mit allem zu verbinden bereit ist. Es ist die Energie, die uns verbindet und eins macht. Wir sind Energie. Dann, wenn wir die höchste Schwingungsform von Energie erreicht haben, gehen wir auf in allem, was ist. Denn die höchste Schwingungsform von Energie ist die Liebe. Und Liebe ist der Urbestandteil von allem. Würde man Materie über Moleküle, Atome Zellkerne, Higgs und Quarks immer weiter aufspalten, käme man wohl zum Ursprungsteilchen, das jeder Materie zugrunde liegt – dieses Ursprungsteilchen besteht aus der Energie der Liebe.

3 Die Welt der Energien

Wir sollten uns nichts vormachen. Das, was wir über unsere Welt und unser Universum wissen ist ein Nichts im Vergleich dazu, was es zu wissen gäbe. Da wir aber nur das wissen können, was wir über unseren Verstand aufzunehmen vermögen, können wir nicht sehr viel wissen. Denn all unser Wissen ist an unser Gehirn gekoppelt. Unser Hirn funktioniert und arbeitet biochemisch. Es ist also auf Materie angewiesen. Aber es gibt so viele Energiearten, die viel höher schwingen als Materie. Wenn wir also träumen, meditieren oder über höhere Sinne wahrnehmen, dann begeben wir uns in einen Bereich, der für unseren Intellekt kaum wahrnehmbar ist. Denn all die Erfahrung muss am Ende des Traums oder der Meditation energetisch auf tiefe Schwingungen heruntergebrochen werden, damit unser Gehirn die Informationen zu verarbeiten und zu erfassen vermag.

Unser Bewusstsein ist an Gehirn und Verstand gebunden. Das Unterbewusstsein und das Überbewusstsein hingegen können wir nur über unsere energetischen Körper erreichen. Und damit wir dies schaffen, müssen wir unseren physischen Körper verlassen und in unserem Mentalkörper, unserm Kausalkörper oder vielleicht gar in unserem buddhischen Körper einhergehen und unsere Erfahrungen machen. Aber diese Erfahrungen werden für uns im Wachzustand kaum greifbar und verständlich sein, weil wir durch die Bindung an das Physische schlichtweg zu tief schwingen. Zwar ist es uns möglich, unser physisches Schwingungslevel zu erhöhen, so dass uns immer mehr möglich wird zu verstehen. Aber alles verstehen können wir niemals bewusst.

Es bleibt uns also nichts anderes übrig als zu akzeptieren, dass es verschiedene Welten gibt, in denen wir uns bewegen. Zuerst sind wir nur in der physischen und realen Welt unterwegs. Mit Charakterbildung und spirituellem Wachstum wird für uns die astrale Welt, die Welt der Gefühle und Wünsche fassbarer. Je mehr wir denken, je mehr können wir in die mentale Welt aufsteigen. Und je mehr wir nach dem *Warum* fragen, je mehr wachsen wir in die kausale Ebene hinein. Und so könnte es weitergehen. Aber wir kriegen weder Beweise noch Anhaltspunkte dafür. Wir können uns nur auf unsere Erfahrungen abstützen. Erfahrungen in Träumen und Meditationen. Aber wenn diese sich auf einmal in der physischen Welt zu manifestieren beginnen, dann sollte uns dies Mut machen. Und so erkennen wir dann auch, dass alle Welten ineinandergreifen und sich vermischen.

Es gibt Theorien über Parallelwelten, über andere Galaxien, andere Lebensformen und vieles mehr. Darauf lässt sich der Autor in diesem Buch hier nicht ein. Jeder darf sich selbst seine Vorstellungen machen und diese zu verifizieren versuchen. Jeder hat seine eigenen Möglichkeiten und Ansätze. Darüber offen zu reden, bringt meistens aber nichts. Denn wie sollen einen die anderen verstehen, wenn man selbst nicht mal so ganz versteht, was da abgeht?

Und dennoch sollten wir an uns und unsere Wahrnehmungserlebnisse glauben. Der Autor hat zum Beispiel festgestellt, dass nicht alle Seelen den gleichen Ursprung und den gleichen Entwicklungsstand haben. Und somit hat er Verbindungen dieser Ursprungsgruppen ausmachen können, die negativ auf ein Individuum wirken können. Wenn man diese Verbindungen trennen kann, so eröffnet sich dadurch ein grosses persönliches Entwicklungspotenzial. Aber der Autor würde sich hüten davon zu schreiben, was er über diese Gruppen in Erfahrung bringen konnte. Denn sein Wissen würde höchstwahrscheinlich früher oder später missverstanden und falsch ausgelegt werden. Und dann käme es zu Pogromen und anderen menschenfeindlichen Handlungen. Also lässt er es stehen und geht seinen Weg.

Nicht alles, was wir entdecken, ist für die Öffentlichkeit bestimmt. Der Autor fragt sich nämlich immer wieder, wie es im Nationalsozialismus möglich war, so grosse Bevölkerungsmassen auf astraler Ebene derart stark zu beeinflussen. Woher stammte das Wissen dazu?

Wissen über Welten, Energien und Praktiken beherbergt viel Potenzial. Auch das Potenzial Böses zu tun. Als heilende Person sollten wir wissen, dass es unendlich viel Wissen gibt; dass es andere Ebenen und Welten gibt. Aber wir sollten dieses Wissen für uns behalten. Denn es wurde an uns herangetragen, weil man uns charakterlich als fest und stark genug eingeschätzt hat. Wenn wir dieses Wissen dann aber weitergeben, dann können wir nicht mehr kontrollieren, ob auch die Empfänger über den Charakter verfügen, den es braucht, um im Sinne des Guten empfangen zu dürfen.

Wenn in Kaderbildungsseminaren über Gesprächsführung, mentale Manipulation und Verhandlungstaktiken gelehrt wird, dann ist dies Wissen, das besser dortbleiben würde, wo es hergekommen ist. Denn daraus erwächst nichts Gutes. Es führt nur zu Leid und karmischen Verstrickungen – die dann wieder über energetisches Heilen gelöst werden müssen. Manchmal erst in einem späteren

Leben. Darum lassen wir es in unserem Eigeninteresse damit bewenden, dass das zu uns findet, was wir im Moment brauchen, dass wir es dann aber auch wieder aus der Hand legen dürfen. Dies macht uns freier und schützt uns vor der Verführung der Macht des Wissens.

4 Durchbrechen der Matrix

Was die Matrix genau ist, ist schwer zu definieren. Jeder versteht etwas anderes darunter. Dem ist so, weil der Begriff Matrix für etwas steht, das man gar nicht bewusst wahrnehmen kann, wenn man nicht weiss, um was es geht.

Nehmen wir an, wir leben in einer Matrix. Und nehmen wir an, dass damit das gemeint ist, was unsere Gesellschaft, unser Leben und somit unseren Alltag prägt und ausmacht. Dann leben wir zwangsläufig in dieser Matrix, sobald wir uns aus unserer Welt in die Welt der Gesellschaft hineinbegeben.

Eine Matrix entsteht, indem Glaubenssätze und Annahmen als feste Regeln der Realität angenommen werden. So entsteht zum Beispiel das Glaubensmuster, dass man jeden Tag arbeiten gehen muss, weil man nur so genug Geld verdient, um durchs Leben zu kommen.

Somit wird die Matrix durch Menschen erschaffen. Denn diese glauben ja an gewisse Sachverhalte, die sie als unumstösslich erachten. Und dann gibt es wohl die Mächtigen, die ein Interesse daran haben, dass die Menschen gewisse Vorgaben glauben und danach leben – denn dies festigt die Macht derer, die profitieren und das Sagen haben.

Würden Menschen aufhören täglich arbeiten zu gehen, dann würden sie weniger verdienen und könnten sich nicht mehr alles kaufen, was sie sich jetzt kaufen können. Somit könnte weniger verkauft werden, und das kapitalistische Wirtschaftssystem würde ins Wanken geraten. Dies umso mehr, weil alles über Geld gesteuert wird und somit zusammenhängt. Wer kein Geld mehr verdient, der zahlt auch nicht mehr in seine Altersvorsorge ein. Somit fehlt der Finanzbranche viel Geld, mit dem sie langfristig arbeiten und das tun kann, was ihr viel Gewinn einbringt. Und wer gemerkt hat, dass man auch ohne festes Einkommen leben kann, der verliert die Angst vor dem nächsten Tag; wer keine Angst mehr hat, der braucht keine Versicherungen mehr.

Wir könnten viele weitere Beispiele geben, wie die Matrix auf uns wirkt. Das bringt aber nichts. Wichtig ist nur, dass man selbst eine Matrix aufbauen kann, wenn man mental genug stark ist, und wenn man genug Glauben aufzubringen vermag. Und sehr wichtig ist auch zu erkennen, dass die Matrix krank und unglücklich machen kann. Natürlich tut sie das nicht für jeden Menschen. Aber besonders Menschen, die in ein bestimmtes Alter kommen, fangen häufig an, sich nach dem Sinn zu fragen. Und dann erkennen sie, dass für sie vieles gar nicht machbar oder umsetzbar ist, weil die Gesellschaft und die Menschen so funktionieren, wie sie eben funktionieren. Und immer dann, wenn sich ein Mensch fügen muss, aber haargenau fühlt, das dieses *sich Fügen* vielmehr ein *sich Verbiegen* ist, dann wird er unglücklich. Und das *Sich-unglücklich-Fühlen* macht mit der Zeit krank. Burnout, Magengeschwüre, Depressionen und ähnliche Zivilisationskrankheiten sind die tragische Folge.

Hier kommen wir dann zu den Möglichkeiten des energetischen Heilens. Ein unglücklicher Mensch kann nur gesund werden, wenn er wieder glücklich sein kann. Aber damit er das kann, muss er anders denken lernen. Aber anders denken kann man nur, wenn man die hinderlichen Glaubensmuster vorher losgelassen hat. Aber wie sollen solche Glaubensmuster, die wir für unumstösslich halten, und die unseren ganzen Alltag prägen, bestimmen und einnehmen, abgelegt werden können? Ihre Macht und ihr Einfluss sind so gewaltig, dass ein einzelner Mensch niemals von sich aus die für ihn schädliche Matrix aufzulösen vermag, damit er frei werde und eine gesunde Welt für sich aufzubauen vermag.

Indem wir über Energiearbeit den Einfluss der Matrix auf einen einzelnen Menschen reduzieren oder vorübergehend auflösen, schaffen wir diesem Menschen den Freiraum, um anders zu fühlen und anders zu erleben. Wenn wir in der Aura und in den Schutznetzen der Hauptchakras alle Glaubenssätze und ihre Einflüsse energetisch wegputzen, dann kann ein Mensch für einen Moment fühlen und erfahren, wie es wäre, wenn nicht Sorgen, Zweifel, Nöte und Ängste ständig auf ihn einwirken würden. Er würde somit für einen kurzen Moment die Freiheit des Seins erleben. Und dieses Freiheitsgefühl könnte zur Initialzündung werden, um sein Leben dahingehend zu verändern, dass die Matrix wirklich infrage gestellt werden kann, damit sie früher oder später durchbrochen werden wird.

Energetisches Heilen kann es also möglich machen, Illusionen aufzulösen und Fehlannahmen abzulegen. Beides führt garantiert zu Enttäuschungen. Aber genau darum geht es: Wenn die ENT-Täuschung abgelegt werden konnte, so bleibt die Wahrheit zurück, weil die Täuschung wegfällt. Und wer Wahrheit blickt, der hat den Weg aus der Höhle gefunden. *Platons Höhlengleichnis* schildert nichts anderes als den Weg hinaus aus der Matrix. Dieser Weg ist viel einfacher zu finden, wenn energetisch unterstützt werden kann.

Wer regelmässig fremde Gedankenformen und negative Emotionen aus seinen Energiekörpern herausputzt, und sich ausserdem bemüht, sich nicht ständig wieder neuen Einflüssen der Matrix auszusetzen, der wird nach und nach den Weg ins Glück finden. Denn es ist die Matrix, die den Alltag kalt, grau und öde macht. Das Leben aber an und für sich ist lichtvoll, farbig und froh. Die Schöpfung will, dass wir gedeihen, nicht dass wir Sklavenarbeit verrichten und dabei vergessen, unser Licht scheinen zu lassen.

Wir haben verschiedenen Hilfestellungen mit auf den Weg bekommen, damit wir gegen die Matrix bestehen können. Anstatt dass wir den Versuchungen der Matrix anheimfallen, indem wir materiellen Konsum und oberflächliches Glück suchen, können wir auf unsere Gaben und Fähigkeiten setzen. Intuition, Selbstwirksamkeit, Kreativität, persönliche Wahrnehmung, Achtsamkeit, Inspiration, Selbstermächtigung und Liebe sind nur eine Auswahl von dem, was uns gegeben ist, um die Matrix um uns zu durchdringen und uns selbst zu werden.

Wenn wir heil werden wollen, dann gelingt uns das am einfachsten mit Hilfe aus der geistigen Welt. Denn diese weitentwickelten Seelen und Lichtwesen, die von dort aus unterstützen und handeln, sind in ihrer Erkenntnis nicht dem Schleier des Nichtwissens unterworfen. Über Intuition können sie uns helfen, unseren Weg zu gehen. Energetisches Heilen hilft, unsere Intuition zu entwickeln. Daraus entstehen neue Möglichkeiten. Denen wollen wir uns im nächsten Kapitel widmen.

5 Intuition – Der sechste Sinn

Wir Menschen arbeiten fast immer mit unserem Gefühl oder unserem Verstand, weil man uns das so anerzogen und gelehrt hat. Wir leben in der westlichen Welt in einer Gesellschaft, die vom wissenschaftlichen Dogma geprägt ist, dass alles über Studien bewiesen können werden muss, damit es geglaubt werden darf. Das ist die Lebensversicherung der Matrix.

Jetzt ist es aber so, dass jeder Mensch ein Bauchgefühl hat. Der Begriff Bauchgefühl steht eigentlich für unsere Intuition. Haben Sie schon mal gehört, dass jemand negativ über sein Bauchgefühl gesprochen hat?

Immer dann, wenn uns etwas Ungewöhnliches gelungen ist, oder wenn ein alternativer Weg zu etwas Gutem geführt hat, dann war das Bauchgefühl im Spiel. Das kommt nicht von Ungefähr: Das Bauchgefühl ist im Nabel-Chakra zuhause, und dieses Chakra ist über die Intuition in der Lage, Informationen über einen anderen Weg als den Intellekt aus der geistigen Welt zu empfangen.

Wer mal angefangen hat, sich auf seine Intuition zu verlassen, der wird immer mehr Gefallen daran finden. Natürlich muss man dieser Intuition anders begegnen, als man Gedanken, Plänen oder Strategien begegnet. In der Deutung der Intuition kann man sich täuschen. Aber wer an das Gute glaubt, der entwickelt nach und nach ein Gefühl, dem er vertraut – weil es sich gut anfühlt. Wir können uns in einem guten Gefühl niemals täuschen! Und so wächst unser Vertrauen in unsere Intuition. Und dies ist der Ausgangspunkt dafür, dass alles beginnen kann.

Gemeint ist die Entwicklung aller übernatürlicher Fähigkeiten und Phänomene. Je mehr wir uns unserer Intuition hingeben, je mehr können wir über Mesmerismus Energiefelder fühlen und ertasten. Unser drittes Auge öffnet sich. Die Interaktion mit der geistigen Welt verändert und intensiviert sich. Unsere Energiezentren kriegen Zugang zu anderen Energien und erweitern sich, womit sich auch unser Potenzial und unsere Gaben entwickeln können. Kurzum: Wir sind auf dem Weg dorthin, wo der Mensch hinkommen könnte, wenn er an sich selbst glauben würde.

Natürlich gibt es auch auf diesem Weg Irrtum, Verblendung, Verführung und Irreleitung. Das aber nur so lange, bis wir die tieferen astralen Entwicklungsstufen hinter uns gelassen haben und immer mehr auf der mentalen Ebene denken, lernen und uns entwickeln. Und so ebnen wir uns den Weg in die Kausalebene, was unseren sechsten Sinn noch weiter entwickeln hilft – bis wir ihn wieder ablegen und dadurch in die buddhische Stufe wechseln. Dorthin, wo wir zu akzeptieren bereit sind, dass die Dinge so sind, wie sie eben sind.

Dies wäre bereits der Übergang in das nächste Kapitel. Dort geht es um die verschiedenen Stufen, auf denen Energie schwingt und auf denen folglich energetisch behandelt werden kann. Bevor wir uns aber dorthin begeben, wollen wir hier noch der Frage nachgehen, weshalb es von Bedeutung ist, dass wir unsere Intuition entwickeln, wenn es um energetisches Heilen geht.

Nun, es gibt zwei Gründe, wobei beide eigentlich ineinander spielen. Wenn wir energetisch behandeln wollen, so gibt es einfache und komplexere Fälle. Die einfacheren Fälle können wir meist problemlos mit unserem Wissen und unserer Erfahrung lösen und so Unwohlsein und Schmerzen beseitigen. Bei den komplexeren Fällen stehen wir häufig wie der Esel am Berg. Wir haben zwar alles ausprobiert, aber die Schmerzen verschwinden nicht. Wenn es sein darf, dann dürfen wir in solchen Fällen auf die Unterstützung aus der geistigen Welt zählen. Aber diese Hilfe kann nicht über unseren Intellekt zu uns finden. Denn wir stehen ja am Berg, weil unser bisheriges Wissen nicht ausreicht. Somit muss ein anderer Kanal genutzt werden können, einer, bei dem wir uns selbst nicht mit unserer Begrenztheit im Wege stehen. Unsere Begrenztheit kommt aus unserem Geist. Aber der Kanal der Intuition geht über einen anderen Weg – eben über den Bauch. Und somit kann die Lösung für unser Problem über das Bauchgefühl zu uns finden. Das bedeutet, dass die Idee, die Lösung urplötzlich da ist. Wir können nicht nachvollziehen, wie das geschehen ist. Es ist einfach. Und so kam man wohl zum Begriff des *Hellwissens*. Man verfügt über Wissen, das einfach so zu uns kommt, aber niemand kann erklären und nachvollziehen wie.

Wer oft energetisch arbeitet und regelmässig meditiert, der festigt die Kanäle, über die intuitives Wissen aus dem grossen Ganzen zu uns getragen werden kann. Dies kann dazu führen, dass jemand auf jede Frage eine plausible Antwort findet, ohne dass er über das eigentliche Wissen verfügt. Aber diese Antworten sind orakelhaft, also philosophischer Natur. Es handelt sich nicht um Fakten, sondern um Hilfestellungen, die zum Nachdenken anregen und so zur Lösung führen können – manchmal über Umwege.

Wir erkennen, dass energetisches Heilen uns nicht nur die Möglichkeit gibt, uns selbst und anderen zu helfen. Nein, es hilft uns in enormem Masse, uns selbst zu entwickeln und unser Potenzial zu erwecken.

Und so kommen wir zum zweiten Grund, warum Intuition wichtig ist: Nur wenn wir uns persönlich entwickeln, indem wir feinstofflicher werden und höher schwingen, können wir unsere Intuition ausbauen und entwickeln. Aber im Gegenzug können wir nur über Intuition, also den Einfluss von Eingebung feinstofflicher werden. Und es ist unabdingbar, dass wir feinstofflicher werden, wenn wir auf höheren Energiestufen helfen und heilen können wollen. Denn jemand, der mehrheitlich auf astraler Ebene lebt und funktioniert, wird nicht in der Lage sein, ein Problem auf mentaler oder kausaler Stufe zu beheben. Dies ist rein physikalisch ein Ding der Unmöglichkeit. Ein Stein wird niemals schwimmen können. Und ein Sonnenstrahl wird niemals einen Körper durchdringen können, während ein viel feiner schwingender Röntgenstrahl problemlos die Materie eines Körpers zu durchdringen vermag.

Also: Intuition ist für unsere Entwicklung wichtig. Und unsere Entwicklung ist für unsere Energiearbeit von Bedeutung. Und unsere Energiearbeit wiederum hilf, unsere Intuition auszubauen. Und somit ebnen wir uns den Weg, um auf höheren Stufen zu heilen. So kommen

wir schliesslich doch noch zum Thema des
nächsten Kapitels.

6 Verschiedene Energie-Ebenen

Paracelsus hat gesagt: «*Nichts ist Gift. Nur die Menge macht es zu Gift.*»

Während die Chemiker und die Naturheilkundler diese Aussage auf Arznei und Heilmittel beziehen, können wir als Energiearbeiterinnen und Energiearbeiter diese Aussage angepasst auf Energie beziehen.

Es gibt beinahe unendlich viele Energieformen. Aber nur wenige sind für uns fassbar und zugänglich. Das Problem bei Energie ist schon mal grundsätzlich, dass wir sie in den meisten Fällen nicht sehen können, beziehungsweise, dass wir sie niemals zu sehen vermögen. Denn, falls wir etwas sehen, ist es nur die Wirkung der Energie. Ein Beispiel: Wenn es am Tag hell ist, dann nur, weil das Tageslicht, also die Energie die Sonne, die vorhandenen Teilchen in der Luft in Schwingung versetzen, so dass diese zu leuchten anfangen und es hell wird. Was das für Teilchen sind, die in der Luft zu leuchten anfangen, kann der Autor nicht sagen. Es dürfte gasartige Materie sein wie Wasserstoff, Kohlendioxid oder Edelgase. Manchmal sind es auch feine materielle Staubpartikel. Aber beim grössten Teil dürfte es sich wohl um tiefschwingende Energien handeln, von denen wir Menschen nur wenig oder noch gar nichts wissen.

Hier ist wissenschaftlich gesehen bereits Endstation. Denn was nicht ergründet und verifiziert werden kann, das gibt es nicht.

Hochsensible Menschen können aber über verschiedenste Wege, also über verschiedene Rezeptoren ihrer Körper, verschiedene Energiearten wahrnehmen und ihre Wirkung fühlen. So ist es für eine hochsensible Person kein Problem zu erkennen, dass in einem Raum gestritten wurde, wenn sie diesen betritt. An wirklich schwer belasteten Orten, wie zum Beispiel in Konzentrationslagern, braucht es keine hochsensiblen Menschen. Jeder einigermassen einfühlsame Mensch merkt und fühlt dort, wie seine Laune sich verschlechtert, wie seine Stimmung fällt, wie das Hungergefühl verschwindet und wie Hoffnungslosigkeit Einzug hält.

Alles, was wir wahrnehmen, hat mit Energie zu tun. Was wir als negativ, schwächend oder hinderlich wahrnehmen, schwingt normalerweise tiefer als das Lichtvolle und Hohe, das uns be*schwingt* und uns *froh*locken lässt. Aber wie Paracelsus eben gesagt hat: Nichts ist Gift. Keine Energie ist schlecht. Es kommt immer darauf an, in welcher Menge sie auf uns wirkt und VOR ALLEM, auf welche RESONANZ sie in uns trifft.

Eine negative Energie geht durch uns hindurch, wenn sie nichts in unseren Energiekörpern findet, was sie in Schwingung versetzen könnte. Auch eine positive Energie fliesst unverrichteter Dinge durch uns hindurch, wenn wir nicht unser Potenzial entwickelt haben, von dieser positiven Energie zu profitieren.

Wenn von Transzendenz und Feinstofflichkeit gesprochen wird, die wir erreichen wollen oder an der wir arbeiten sollen, dann geht es immer darum, dass wir uns entwickeln können. Indem wir negative Charaktereigenschaften, Gedanken und Gefühle in uns erkennen, daran arbeiten und sie ablegen können, erhöhen wir unser Schwingungslevel. Denn aller Ballast, der abgelegt werden konnte, führt dazu, dass wir weniger Resonanz in den tieferen Schwingungsleveln haben. Gleichzeitig können wir über Achtsamkeit und Charakterbildung neue Gefilde ansteuern und neue Energielevel erschliessen, wo wir Resonanz aufbauen und somit von den hohen Schwingungen profitieren können. Jede Energie wirkt auf unsere Körper ein. Und jede Wirkung führt zu einer Entwicklung von uns. So wie eine Pflanze mit genügend Sonnenlicht immer mehr dem Himmel entgegenwächst, so wachsen auch wir dem Licht entgegen. Dabei verlassen wir die materielle Ebene immer mehr und entwickeln uns in unseren höherschwingenden Energiekörpern – bis wir uns früher oder später vom Materiellen lösen können und nur noch auf den höheren Plänen agieren.

Natürlich ist es uns vorerst nur im Schlaf und allenfalls während der Meditation möglich, in höheren Energieebenen tätig zu sein. Mit der Zeit aber entwickeln wir uns derart, dass wir auch im Wachzustand in der geistigen Welt tätig sein können, ohne dass wir dies bewusst wahrnehmen würden. Aber wenn wir an gewissen Tagen sehr müde sind und uns hinlegen müssen, dann dürfte das womöglich an einem anstrengenden Auftrag in der geistigen Welt liegen.

Nebst der materiellen, *physischen* Ebene gibt es bekanntlich die *ätherische*, die *astrale*, die *mentale*, die *kausale* und die *buddhische* Ebene. Wenn wir feinstofflicher werden und unseren Charakter entwickeln, begeben wir uns immer weiter die Stufen hinauf. Ein Durchschnittsmensch dürfte in unserem Zeitalter wohl mehrheitlich im Übergang von der astralen in die mentale Ebene tätig sein. Allerdings ist es schwierig und gefährlich, wenn wir ein Ranking und eine Bewertung anstreben. Denn jeder geht seinen individuellen

Weg. Vergleich nützt nichts und bringt nichts. Aber wenn jemand unser Fühlen und Denken nicht nachvollziehen kann, dann dürfte das oft daran liegen, dass wir energetisch in einer anderen Ebene funktionieren als er. Da jeder sich in Richtung Feinstofflichkeit entwickeln muss, kennt jeder die Herausforderungen, die man zu gehen hat. Somit ist ein weitentwickelter Charakter tolerant und verständnisvoll, wenn er nicht verstanden wird. Er urteilt und verurteilt nicht, denn das würde ihn in seiner Entwicklung hindern. Es dürfte also die Aussage gewagt werden, dass bei einer Meinungsverschiedenheit jeweils die feinstofflichere Person nachgibt, womit dann klar wäre, dass der Esel etwas tiefer schwingt…

Wie man seine Feinstofflichkeit erhöhen und seinen Charakter bilden kann? Indem man die immer wieder genannten Grundsätze einhält in Sachen Ernährung, Tugenden und positivem Denken. Diese sind im ersten Band dieser Buchreihe *Heilen* sowie im Buch *Meditieren – Eine Annäherung an Sinn und Nutzen des Meditierens* nachzulesen.

Aber lassen wir uns hier noch zwei drei Erkenntnisse zusätzlich zukommen:

- *Energetisches Heilen* erhöht die Feinstofflichkeit in beträchtlichem

Masse, weil man sich zum Heilen mit der geistigen Welt und den Helfern des Lichts verbindet. Verbundenheit und die Arbeit im Sinne des Guten haben eine grosse Wirkung auf uns. Allerdings lässt diese Wirkung immer mehr nach, wenn wir immer das Gleiche tun und uns nicht entwickeln. Darum sollte energetisches Heilen mit Meditieren einhergehen.

- *Meditieren* selbst ist wohl das, was unsere Feinstofflichkeit am meisten entwickeln hilft. Denn Meditieren kombiniert Erfahrung mit Wissen und führt zu Erkenntnis. Zusammen mit der intuitiv und spirituell eingebrachten Eingebung kann sich der Charakter entwickeln – über Vernunft und höhere Erkenntnis. Und somit führt dies zwangsläufig zu Verbindung. Jegliche Verbindung erhöht das Energielevel. Denn es ist die Selbstbezogenheit, die zu Trennung führt, die uns von der positiven Energiezufuhr abschneidet und uns so tiefer schwingen lässt.

- Indem wir unsere *Begrenztheit aufzuheben* versuchen, schaffen wir die Voraussetzung dafür, feinstofflicher zu werden. Zwar geht es logisch betrachtet gar nicht, eine Begrenzung aufzuheben. Denn wie soll man seine eigene

Begrenzung erkennen und überwinden? Das wäre fast so, wie wenn wir uns selbst an unseren Haaren aus dem Sumpf zu ziehen versuchen. Nun, manche Dinge sind eben für unseren Verstand nicht fassbar. Indem wir immer wieder das uns *höchstmögliche Ideal* anstreben, signalisieren wir, dass wir es wert sind, dass man uns hilft. Wenn es uns gelingt, unsere Begrenztheit aufzulösen, beziehungsweise unsere Sichtweite zu erhöhen, dann ist dies nur durch die Hilfe aus der geistigen Welt möglich. Unsere Bemühungen hin zum Guten werden niemals übersehen!

Einmal mehr kennen wir, dass intellektuelles Wissen uns nichts bringt, wenn wir uns spirituell und somit auch in Sachen Energiearbeit entwickeln wollen. Es ist nur das, was wir tun und denken, was uns vorwärtsträgt. Also: Wir tun Gutes und wir denken positiv. Ob uns das in die mentale, die kausale oder buddhische Ebene führt, ist völlig belanglos.

7 Energie – Das lebendige Nichts

Wie gerne würde der kontrollierende, machthungrige Mensch die Energie fassbar machen, auf dass er diese nutzen und zu seinen Zwecken einsetzen kann.

Nun, das wird ja schon in hohem Masse getan. Jede Maschine, alle künstliche Intelligenz und jede wissenschaftliche Manipulation an lebenden Organismen stellt einen energetischen Eingriff in die Grundgesetze des Seins dar.

Wenn Elementale in Solarzellen für uns Sklavenarbeit verrichten, indem sie Sonnenlicht in elektrische Energie umwandeln, dann sollten wir ihnen zumindest dankbar dafür sein.

Aber wenn der Wissenschaftler in seinem Intellekt so sehr über sich hinauswächst, dass sein Charakter dabei ganz klein wird, dann wird er zum Zauberlehrling. Und jeder Zauberlehrling, der sich selbst überschätzt, wird irgendwann mal rufen: *«Herr, die Not ist gross! Die ich rief, die Geister, werd' ich nun nicht los!»*

Wir urteilen nicht. Wir beobachten nur und lernen. Wir selbst laufen beim energetischen Heilen immer wieder Gefahr, zum Zauberlehrling zu werden. Indem wir uns immer wieder in Erinnerung rufen, dass wir mit einem unsichtbaren Nichts arbeiten, schützen wir uns davor, Unheil anzurichten.

Es sind die geistigen Helfer, die uns vor Verfehlungen schützen. Sie sind es auch, die durch uns wirken. Wenn wir Erfolg haben, dann sind nicht wir es, die das unsichtbare Nichts beherrschen und damit Gutes zu tun vermögen. Wir sind nur Vermittler. Wer ein Gedicht aufsagt, hat dieses noch lange nicht selbst geschrieben – ganz egal, wie schön er es vorträgt.

Darum halten wir hier fest: Zwar wird über Erfahrung und Erkenntnis immer mehr verständlich, was Energiearbeit betrifft. Aber Energie in all ihren wundervollen Formen bleibt für den Menschen unergründbar. Wenn wir glauben, wir hätten Energie verstanden, nur weil wir elektrische Energie beherrschen und nutzen gelernt haben, dann heisst das noch lang nicht, dass wir auch die Natur der Lebensenergie durchschaut haben. Wer mit dem Lebensfunken spielt, der verdirbt sich dadurch seinen Charakter. Denn es sind die Selbstüberschätzung und der Hochmut, die vor dem Fall kommen. Nur wer klein ist, darf ins Grosse. Und wer im Grossen ist, darf ins Kleine...

Und so nähern wir uns allen Arten von Energie auf eine andere Weise an, nämlich auf eine holistische. Es ist die Ganzheit, die alle Energiearten in sich verbindet und sie so wirken lässt, dass die Schöpfung am Leben erhalten wird. Und diese Kraft, die hinter allem steht, was ist, ist das, was wir als energetische Heiler am meisten verehren.

8 Die schöpferische Kraft

Als das erste geklonte Schaf, *Dolly,* das Licht der Welt erblickte, dachten manche daran, dass der Mensch schon in naher Zukunft Gott spielen könne. Das dürfte aufzeigen, wie kleinräumig die Denkweisen von uns Menschen sind, wenn wir nur wenig über Energie und ihre Wirkung im Körper eines Lebewesens wissen. Wer das Schaf Dolly mit energetischen Hilfsmitteln untersucht, seine wichtigen Energiezentren überprüft und seine Aura zu erfassen versucht, der stellt schnell fest, dass sich dieses Tier auf den energetischen Ebenen in hohem Masse von anderen Schafen unterscheidet. Und da haben wir die Frage noch lange nicht beantwortet, ob der Mensch diesem Tier auch den Lebensfunkten eingehaucht hat.

Wenn der Mensch sich seine «lebendigen Spielzeuge» zusammenbastelt, dann schafft er damit in erster Linie körperliche Hüllen, die ansatzweise mit ätherischer Energie angefüllt werden können, so dass die Hülle lebt. Aber wie weit reicht ein solches Leben? Wie weit reicht das Potenzial eines Wesens, das künstlich erzeugt wurde?

In diesem Kapitel sollen keine Diskussionen losgetreten werden. Auch wird die Arbeit bestimmter Wissenschaftler nicht kritisiert. In diesem Kapitel soll nur die Frage aufgeworfen werden, ob der Mensch die schöpferische Kraft jemals vollumfänglich beherrschen kann. Ob er jemals in der Lage sein wird, den Lebensfunken zu kontrollieren.

Wer energetisch heilt, wer meditiert, wer die Welt ganzheitlich wahrnimmt, der kennt die Antwort auf diese Frage. Er weiss auch, dass er die Wissenschaft nicht von ihren Experimenten abhalten können wird. Aber er weiss auch, dass es für diejenigen nicht gut kommt, die sich anmassen, die Stellung Gottes, oder was auch immer hinter der schöpferischen Kraft steht, einzunehmen.

Und so kommen wir zum springenden Punkt dieses Kapitels: Wer energetisch heilt, der sollte sich immer bewusst sein, dass alle Energien irgendwo ein Zentrum haben, und dass alle Verbindungen irgendwie und irgendwo mit diesem Zentrum verbunden sind. Folglich hängt alles zusammen. Und wenn wir energetisch Arbeiten, dann geben wir uns in dieses ganzheitliche System ein. Darum ist wichtig, dass wir uns in diesem System adäquat verhalten. Würden wir es nicht tun, dann würden wir Gesetzmässigkeiten und Harmonien in diesem System ins Ungleichgewicht bringen. Und da das System das Gleichgewicht immer wieder von selbst herstellt, würden uns diese Ausgleichsmassnahmen hart treffen, weil wir ja die Ursache für die Disharmonie und somit zum Störfaktor im System wurden.

Natürlich besteht das System als Ganzes aus lauter solcher Störungen und die darauffolgenden Reaktionen. Aber während jemand, der die schöpferische Kraft ehrt und anerkennt wenig Störung, sondern viel mehr Harmonie in das Lebenssystem einbringt, verhält sich jemand, der die Schöpfung mit Füssen tritt, wie ein Elefant im Porzellanladen in diesem System drin.

Jeder muss die Folgen seines Denkens und Handelns selbst tragen. Das ist das karmische Prinzip: Es bedeutet, dass man mit nichts einfach so durchkommt – ganz vereinfacht gesagt.

Wer sich gegen die Schöpfung stellt, der hat zu lernen. Und dieses Lernen kann uns in diesem oder in einem der nächsten Leben aufwarten. Wenn wir über energetisches Heilen bereits in diesem Leben lernen, wie wunderbar alles ist und funktioniert, ohne dass der Mensch seinen Willen auf schädliche oder gar zerstörerische Weise einzubringen versucht, der kann sich den einen oder anderen karmischen Umweg ersparen und stattdessen in einem anderen

Bereich weiterkommen, der der Verbindung und der Harmonie zuträglicher ist.

Wir erkennen, dass energetisches Heilen hin zur Spiritualität führt. Oder zum Glauben, oder wie wir es auch immer nennen wollen. Es geht um eine wohlwollende Haltung all dem, *was ist*, gegenüber. Und je weiter sich eine Menschenseele entwickelt, je weiter entfernt sich diese Haltung von allgemeinen Glaubensgrundsätzen. Unsere Wahrnehmung ist so individuell, wie wir selbst einzigartig sind. Entsprechend wird auch unser Glaube durch gemachte individuelle Erfahrungen zu etwas heranwachsen, das für andere kaum nachvollziehbar, verständlich und erfassbar ist. Somit lösen wir uns immer mehr von gemeinen Glaubensdogmen, von religiösen Lehren und von gesellschaftlichen Grundsätzen und Prinzipien. Wir tun dies nicht, weil wir uns trennen, sondern weil wir uns immer mehr verbinden.

Energetisches Arbeiten macht leicht und lässt höher schwingen. Höhere Schwingungen ermöglichen eine andere Art der Erkenntnis. Wer erkennt, der verändert sich. Und wer erkennt, der sieht auch immer mehr, wie klein er ist. Wer klein wird, der kann die Wirkung seines Egos immer mehr kontrollieren und schliesslich ganz ablegen. Und wer das erreicht hat, der darf dann nach und nach ins Grosse.

Die schöpferische Kraft wird für uns immer unfassbar bleiben, so wie ein helles, gleissendes Licht, das wir niemals zu erblicken und somit mit unseren Augen und unserem Verstand zu erfassen vermögen. Aber wir können immer und jederzeit mit unseren momentanen Möglichkeiten fühlen, was hinter diesem Licht stehen könnte. Und darum sollten wir uns kein Bildnis machen. Denn ein Bildnis würde unsere Ansicht zementieren. Wer aber offen und frei bleibt, der kann immer neu fühlen, je nach seiner Entwicklung und seinen Fähigkeiten, wie noch viel mehr hinter diesem Licht stehen könnte.

Wir können vieles. Aber es ist nicht weise, all das zu tun, was wir können. Wahre Macht ist, wenn man etwas tun könnte, es aber nicht tut. Denn wer das schafft, der hat eine grosse Hürde gemeistert: Er hat sich selbst bis zu einem bestimmten Punkt kontrollieren gelernt. Das heisst aber noch lange nicht, dass er sich gänzlich unter Kontrolle hat. Weil auch wir ein Teil des Lichts sind, das niemals vollumfänglich erkannt und kontrolliert werden kann – auch von unserem eigenen Verstand nicht. Die Vollkommenheit gebührt denen, die sich gänzlich im Ganzen aufgelöst haben. Wir

aber sind energetische Heiler, wir arbeiten noch
daran…

9 Gute Absichten

Jemand, der heilen lernt, tut dies, weil er Absichten hegt. Heilen an sich, hat immer mit guten Absichten zu tun, sonst würde nicht geheilt. Aber wer die Gesundheit und das Wohlbefinden von sich selbst und andern zu beeinflussen vermag, der kriegt von der Schöpfung eine bestimmte Menge Macht in seine Hände gelegt. Macht kann immer auf zwei Weisen eingesetzt werden: selbstlos oder selbstsüchtig. Wer Angst davor hat, seine Macht zu missbrauchen, der nutzt seine Talente nicht. Wer seine Gaben nicht nutzt, der vergibt sich die Chance, das Gute mehren und die Harmonie vorwärtstragen zu helfen. Er hat also bereits einen ersten Fehler gemacht. Wer selbstsüchtig handelt, der hat noch zu lernen. Wer selbstlos handelt, der wird später feststellen, dass er keineswegs selbstlos gehandelt hat. Er hat nur gemeint, dass er selbstlos gehandelt hätte.

Die Erklärung dieses Sachverhaltes liegt in der Relativität der *guten Absichten*. Eine Absicht kann nur so gut sein, wie das Individuum, das diese Absicht entwickelt hat und hegt, sich in seinem Charakter und in seinen Tugenden entfaltet hat. Denn je mehr wir unseren Charakter entwickeln, je weiter wird unser Blickfeld auf das, was möglich sein könnte.

Wer das Denken und Handeln der Menschen aus einer höheren Perspektive betrachten lernt, der darf erkennen, wie selbstbezogen wir Menschen doch auch nach all unseren Entwicklungsschritten immer noch sind.

Mit jeder weiteren Erkenntnis also werden unsere guten Absichten abgewertet. Das ist nicht schlimm, und schadet uns auch nicht. Aber es zeigt uns auf, warum wir uns nicht in Prinzipien, weltlichen Gesetzen und in Glaubenssätzen verankern sollten. Alles, was der Mensch im Glauben an das Gute plant und erschafft, ist nur so gut, wie der Charakter, der hinter diesem Menschen steht. Wenn sich Menschen entwickeln, so lässt das gute Absichten relativ werden. Das ist wunderbar! Es ist wunderbar, weil wir dadurch aufgezeigt bekommen, dass der Entwicklung hin zum Guten niemals Grenzen gesetzt sind.

Wer energetisch arbeitet und dadurch Einsicht in hohe Dinge erhält, eben auch in solche Dinge, die es gar nicht gibt, weil man sie nicht sehen und erfassen kann, der hat beste Voraussetzungen dafür, einen spirituellen Weg zu gehen. Darum lassen sich die Bücher aus dieser Serie hier (*Heilen 1 bis 5*) auch besser verkaufen als all die anderen Bücher des Verlages. Dabei würden die anderen Bücher schneller zu Einsicht und Verstehen, uns somit

zu guter Charakterbildung führen. Aber es gilt
eben das Sprichwort *«Words don't teach!»*
(Worte lehren nicht!) Wer energetisch heilt, der
kann am eigenen Leib erfahren. Wenn er dann
das Erfahrene zu verstehen wünscht, dann kann
er ja immer noch weiterführende Literatur zu
Hilfe nehmen…

10 Integrität des Lebewesens

Jedes Lebewesen geniesst den Schutz der Schöpfung – weil die Schöpfung jedes seiner Kinder liebt und beschützt.

Dieser Schutz offenbart sich für uns intellektuell in der Integrität dieses Geschöpfes. Wir haben nicht das Recht, die Integrität, die Unantastbarkeit dieses Lebewesens zu verletzen.

Energetisch gesehen ist der Schutz der Schöpfung, der auf ein Lebewesen wirkt, in Form eines intakten Energiekonstrukts in Form eines Energiefeldes, des Torus-Systems wahrnehmbar. Wenn das Erdmagnetfeld physikalisch messbar ist, so könnte uns das eine Vorstellung davon geben, wie das Torus-System alle Körper und Lebewesen umgibt, versorgt und beschützt. Alles was ist, ist ein Torus-Feld. Und gleichzeitig ist es Teil eines weiteren Torus-Feldes, das wiederum Teil eines grösseren Torus-Feldes ist. Und so ist alles miteinander nicht nur verbunden, sondern auch in seiner Funktionsweise voneinander abhängig.

Wenn eine radikale Sichtweise der Welt sich anmasst, urteilen zu dürfen, was *lebenswürdiges* und *lebensunwürdiges* Leben auf der Erde ist, dann schwächt sich diese

Sichtweise selbst, indem sie über die Vernichtung des vermeintlich *unwürdigen Lebens* Torus-Felder zerstört, die Teil dessen sind, was die Träger der Sichtweise selbst am Leben erhält.

So schützt die Schöpfung über die Integrität allen Seins selbst. Wer vernichtet, vernichtet sich dadurch selbst; nicht direkt, aber indirekt. Nicht unmittelbar, aber zeitlich verzögert. Nicht bewusst, aber verbunden mit späterer Erkenntnis.

Wir sollen die Integrität anderer verletzen, weil das uns zu einem späteren Zeitpunkt helfen wird, unsere Lektionen zu lernen, auf dass wir mehr zusammenwachsen, mit dem was ist.

Wenn wir aber über energetisches Heilen auf eine konstruktive Art lernen können, dass alles voneinander abhängig ist und sich gleichzeitig gegenseitig hilft, dann können wir uns doch diverse Umwege und Sackgassen ersparen auf unserem Weg ans Licht.

Dennoch sollten wir uns nicht überschätzen. Wir retten die Welt nicht, indem wir über das Ziel hinausschiessen. Darum sollten wir nur Personen heilen, die uns darum bitten. Heilen wir von uns aus, ohne darum gebeten zu werden, dann verletzen wir so auf eine gut gemeinte Art die Integrität eines anderen

Lebewesens. Und wir wissen ja: *"Road to hell is full of good intentions…!"* (Der Weg in die Hölle ist voller guter Absichten…!)

Aber was schreibt der Autor da!? Nur ein paar Seiten weiter hinten hat er ja geschrieben, das blosse Worte nicht lehren. Nur die Erfahrungen können das. Darum nützt es hier wenig, über Integritätsverletzungen zu schreiben. Jeder Heiler wird selbst die Erfahrung machen, dass er es *zu gut* gemeint hat. Er wird leiden, weinen und Ausgrenzung erfahren. Aber zumindest kann er dann in diesem Kapitel eine mögliche Erklärung dafür nachlesen, wie es so weit kommen konnte.

11 Das Ende des Vergleichens

Zugegeben: Es ist spannend, Chakras, Auras und andere energetische Erscheinungen über verschiedene Wahrnehmungskanäle zu erfassen und dann mit anderen Menschen zu vergleichen. Dies hilft auch sehr, um zu lernen und sich in seinem Wissen und seinen Fertigkeiten um das energetische Heilen zu entwickeln.

Hoffentlich führt diese Entwicklung dazu, dass damit aufgehört wird, zu messen und zu vergleichen. Denn jeder Vergleich ist nicht nur überflüssig, sondern schadet uns selbst in hohem Masse. Denn wer vergleicht, der ist mit sich selbst nicht eins. Wer vergleicht, der hat seinen angeborenen Minderwertigkeitskomplex noch nicht dahingehend überwunden, dass er erkennen konnte, dass er gut so ist, wie er eben ist.

Energetische Erscheinungen zu erfassen, kann helfen, andere Menschen besser zu verstehen. Das heisst aber noch lange nicht, DASS man sie versteht. Wir werden nie in der Lage sein, die richtigen Schlüsse aus unseren energetischen Beobachtungen zu ziehen. Das liegt daran, dass wir in unserer Wahrnehmung und Interpretationsfähigkeit durch unseren Verstand selbst begrenzt sind. Nur über unsere Intuition können uns die geistigen Helfer über Wahrnehmung Hinweise zukommen lassen, was es sein KÖNNTE. Und selbst da trifft der Hinweis oft nur gerade im entsprechenden Behandlungsfall zu.

Wenn wir uns dann oft genug geirrt haben, wenn wir oft genug in Fettnäpfchen getreten sind, dann werden wir nach und nach erkennen, dass wir besser nicht vergleichen und schon gar nicht bewerten und urteilen sollten. Denn wer sind wir schon? Und was vermögen wir in unserer Begrenztheit schon zu erkennen?

Scannen Sie ruhig Chakras. Bewundern Sie Energiekörper vor Ihrem geistigen Auge oder nutzen Sie andere individuelle Gaben Ihrer erhöhten Wahrnehmung, wenn sich diese entwickeln. Aber denken Sie nicht, dass sie damit jemals etwas unter Kontrolle oder verstanden hätten. Alle Wahrnehmungen sind nur Blitzlichter ins Dunkel unseres Verstandes. Und es ist unmöglich, im Blitzlicht das Ganze zu erkennen.

Dafür wird nach und nach unser Gesamtblick standhafter und klarer. Denn jede Erfahrung, jede Wahrnehmung und jede Erkenntnis bilden über ihr Blitzlicht ein Puzzle-Teil, das nach und nach etwas Ganzheitliches erkennen lässt. Und die Kernaussage dessen, was wir erkennen können, wird uns lehren, dass uns das Vergleichen nicht weiterbringen kann. Denn das Grosse ist grösser als unsere Vorstellung reicht.

Wer den Drang der Neugierde und des Vergleichens ablegen darf, der darf dies tun, weil er erkannt hat, dass es nichts zu vergleichen gibt. Nichts gibt es in identischer Form zweifach auf dieser Erde – auch nicht im Universum – nicht einmal im grossen Ganzen.

Dies zu erkennen hilft, eine weitere Entwicklungsstufe meistern zu dürfen. Wir haben den Hang und den Drang zu vergleichen, bis wir erkannt haben, dass es nicht nötig ist. Dann dürfen wir es ablegen, wie so manch anderes auch. Ist das nicht wunderbar?

12 Der physische Körper als einzige Gemeinsamkeit

Auch wenn wir alle einen physischen Körper beseelen dürfen, so sind wir dennoch nicht gleich.

Gleich sein können wir nur in unserer Unversehrtheit vor der Schöpfung. Diese äussert sich in der Wahrheit. Wenn es in der Justiz um Recht und Wahrheit geht, dann sollte die Gleichheit eines jeden Individuums vor dem Gesetzt die oberste Priorität haben, damit seine Integrität nicht verletzt wird. Somit sollten wir nur vor Gericht alle gleichbehandelt werden, weil wir uns dort uns selbst im Licht der Wahrheit präsentieren. Ansonsten aber sind wir NIRGENDWO gleich wie jemand anderes. Selbst den göttlichen Lebensfunken, den wir in uns tragen, ist anders als der unserer Mitmenschen.

Wer energetisch arbeitet, der lernt immer feiner wahrzunehmen. Und es sind diese immer feineren Wahrnehmungen, die zwangsläufig zu solcher Erkenntnis führen, wie sie im vorangehenden Absatz beschrieben wird.

Wenn wir den physischen Teil unserer Körper behandeln und heilen, dann dürfen wir uns an bestimmte Gesetzmässigkeiten halten. Dies aufgrund des Selbstheilungsprozesses. Jeder Muskel wächst irgendwie wieder zusammen, wenn man ihm die Möglichkeit dazu gibt. Jeder Knochen heilt, wenn er die Bedingungen dazu findet. Und so ist es möglich, unsere Karosserie mit Hilfe schulmedizinischer Massnahmen immer wieder zusammenzuflicken. Wenn wir dabei etwas lernen, dann ist das wunderbar.

Aber unser physischer Körper ist nur unsere Hülle. Er ist nur unser materieller Avatar, den wir über Geist und Gefühle durch das irdische Leben lenken und dadurch erfahren und erleben dürfen. Aber unsere fünf anderen Körper, die alle nur aus Energie bestehen, können nicht so behandelt werden, wie der physische Körper. Zwar ist im Ätherkörper noch vieles ähnlich unter den verschiedenen Menschen. Aber bereits im Astralkörper nehmen die immensen Unterschiede zwischen jedem Menschen zum andern exorbitant zu. Wenn im Buch *Heilen 3* gewagt wurde, Behandlungsbeispiele zu skizzieren, dann wurde das nur getan, um den Einstieg in eine Behandlung zu vereinfachen. Aber die dort aufgezeichneten Schritte sind niemals abschliessend. Auch es kann niemals Gewähr dafür gegeben werden, dass sie zum Heilerfolg führen. Aber sie können zur Inspiration führen und durch die geistigen Helfer als Andockungspunkt für intuitive

Eingebung genutzt werden. Darum war die Arbeit für dieses Buch nicht vergebens. Denn wir Menschen brauchen einen Ausgangspunkt, um von dort aus unseren eigenen Weg gehen zu können.

Aber um zur Kernaussage dieses Kapitels zurückzukommen: Wenn wir energetisch heilen, dann müssen wir uns bewusst sein, dass wir, je weiter wir unsere Fähigkeiten und Fertigkeiten entwickeln, immer wie weniger auf starre Prinzipien und Gewohnheiten abstützen können. Wer immer das Gleiche tut, der kann auch nur gewöhnliche Dinge vollbringen. Nur wer sich entwickelt und sich den unergründbaren Geheimnissen hingibt, die die geistige Welt an uns heranträgt, wird weiterkommen. Und er wird dabei die höheren Körper des Menschen als Paradies unergründlicher Einzigartigkeit erleben und entdecken. Gleichmacherei auf diesen Stufen würde die persönliche Entwicklung des Heilers zerstören, weil sie der Einzigartigkeit des Seins seine Vollkommenheit absprechen würde.

Darum enden jedes Seminar und jeder Lehrgang in energetischem Heilen dort, wo eine heilende Person ihren eigenen Weg zu gehen beginnt. Und immer dann, wenn jemand seinen eigenen Weg geht, trägt er damit in grossem Masse zur Gesundung der Menschheit bei.

Denn nur auf tiefsten Stufen können wir alle auf gleiche Weise Heilung erfahren. Je weiter wir vorwärtsschreiten dürfen, je mehr sind wir auf spezielle Hilfestellungen anderer angewiesen. Darum ist es gut, wenn es viele verschiedene Heiler gibt. Denn so steigt die Chance, dass jeder Kranke den Heiler finden kann, der ihm zu Ganzheit zu verhelfen vermag. Und dann, wenn unsere Körper bereits in weitem Umfang geheilt sind, werden wir vielleicht auf den Menschen treffen, der uns vollumfänglich ganz werden lassen kann. Das ist dann, wenn wir unseren Seelenzwilling gefunden haben. Dann, wenn wir über dessen Liebe unser Gegenstück finden und so ganz werden…

13 Die Grenzen unseres Verstandes

Energetisches Heilen geht über viele Stufen und Stationen. Während ein Anfänger hauptsächlich in den ätherischen Bereichen tätig ist, weil dort die Energien leichter fühlbar und die Problembereiche einfacher wahrzunehmen sind, entwickelt sich eine geübte Heilperson immer weiter hinein in die höheren Energiekörper. Zu unserer Zeit gibt es wohl im Astralkörper am meisten zu heilen, weil viele negative Emotionen uns behindern und beeinflussen. Aber natürlich stehen Emotionen immer auch mit Gedanken in Verbindung, und so darf auch der Mentalkörper niemals ausser Acht gelassen werden, wenn es um Energiearbeit geht.

Da sich Menschen aber der Feinstofflichkeit entsprechend entwickeln, entwickelt sich der Astralkörper vor dem Mentalkörper. Und da die Entwicklung in jedem Energiekörper sieben Stufen hat, auf denen er sich entwickeln kann, wird anfangs bei einem Patienten wohl eher auf den unteren Stufen der jeweiligen Energiekörper Arbeit anfallen.

Für uns als behandelnde Person spielt es keine Rolle, wie weit wir oder eine Person in ihren Energiekörpern entwickelt ist. Es kommt auch nicht drauf an, auf welcher Unterstufe sich jemand befindet. Somit dürfte das Modell des vorangehenden Absatzes bedeutungslos sein, denn es ist ohnehin nur ein Modell. Ob es sich um sieben Entwicklungsstufen handelt, ist keineswegs verifizierbar.

Dennoch ist es für unseren Verstand hilfreich, wenn wir uns an solchen Modellen und gedanklichen Hilfestellungen orientieren können. Denn wenn wir behandeln, dann kommt es schon darauf an, was wir tun, und wo wir mit unserer Gedankenkraft unsere energetischen Eingriffe ansetzen. Also ist es immer gut, wenn man die spirituelle Entwicklung eines Menschen vor Augen hält. Denn je weiter man sich als Heilperson entwickelt, je mehr werden Patienten mit komplexeren Problemen zu uns finden. Und um diesen helfen zu können, reicht es nicht mehr, wenn man nur die Auras und die Hauptchakras reinigt. Denn je weiter die spirituelle Entwicklung, je höher das Potenzial, um aus früheren Erfahrungen zu lernen. Und dieses Lernen geht immer mit dem Ablegen von karmischen Pendenzen einher. Meist geht es zu Beginn um unverarbeitete Erlebnisse in der Vergangenheit des jetzigen Lebens. Dann kommen häufig gewichtige Erlebnisse aus früheren Leben an die Oberfläche. Und dann geht die Entwicklung weiter in komplexe

Konstrukte, die verflochten sind in Gegenwart, Vergangenheit und früheren Leben. Und hier kommen wir zum Punkt:

Je komplexer die Behandlung wird, je mehr wird unser Verstand Mühe bekunden, noch zu verstehen, um was es eigentlich geht. Selbst wenn wir vor dem geistigen Auge Bilder sehen von vergangenen Geschehnissen, dann können wir doch nicht die Wirkung erfassen, die diese Geschehnisse auf uns oder unseren Patienten hatten und noch immer haben. Das Einzige, was wir tun können, ist, anhand dieser Inputs versuchen herauszufinden, auf welchen Energiezentren Verbindungen zu trennen sein könnten, oder wo Schutznetze und Energiezentren zu reinigen sind.

Aber trotz aller Bemühung – auch im Hinblick darauf, Tipps und Anleitungen in Büchern weitergeben zu können – hat der Autor keine Gesetzmässigkeiten ausmachen können, wenn es um die Behandlung komplexer Fälle geht. Ab einer höheren Stufe können wir nicht mehr mit unserem Verstand heilen, weil dieser nicht in der Lage ist, die Vielschichtigkeit der Verstrickungen, Ursachen und Wirkungen zu erfassen, zu deuten und zu verstehen.

Für die Behandlung spielen die Informationen dieses Kapitels keine Rolle, solange man intuitiv vorgeht und behandelt. Aber wer sich so weit entwickelt hat, dass er tiefgreifende karmische Problem energetisch zu behandeln vermag, der ist eben nur so weit gekommen, weil er viel beobachtet und reflektiert hat. Und diese Gewohnheit ist dann schwierig abzulegen. Und dennoch geht es nicht anders. Denn wenn man es nicht tut, so vereitelt man die Möglichkeit, dass Wunder geschehen können.

Ein Wunder ist immer etwas, das wir mit unserem Verstand nicht, oder noch nicht zu erfassen vermögen. Wer immer alles zu erfassen wünscht, der setzt sich dadurch selbst Grenzen. Und nicht nur das: Er setzt auch seinen geistigen Helfern Grenzen, die gerne durch ihn arbeiten möchten.

Somit bleibt hier nichts anderes übrig, als einmal mehr darauf hinzuweisen, dass unser Verstand begrenzt ist, und es auch immer bleiben wird, weil wir im Wachzustand den Schleier des Nichtwissens tragen, und somit niemals in die Bereiche vorzustossen vermögen, in denen wir uns im Schlaf oder im Zustand der Meditation befinden.

Es wird hier nicht noch einmal erklärt, weshalb dem so ist, denn dieses Phänomen wird in diversen andern Bücher des Verlags www.denkmalnach.ch immer wieder erwähnt und beschrieben. Wichtig ist nur, dass wir lernen zu vertrauen, dass ES durch uns geschieht, dass wir es aber nicht zu verstehen brauchen.

Wer das kann, der öffnet sich in hohem Masse neuen Heilstufen und Heilmethoden, die sehr viel mehr möglich machen, als dass es erlernte Techniken je zu tun vermöchten.

14 Kraft der Gedanken

Wenn wir energetisch heilen, dann arbeiten wir oft mit unseren Händen. Dem ist so, weil dies es uns leichter macht, unsere Konzentration auf einen Punkt und auf eine Handlung zu fokussieren. Genauso wie ein Hellseher im Zelt auf dem Jahrmarkt seine Kristallkugel dazu benutzt, seine Konzentration auf einen Punkt zu richten, damit er aller Ablenkung entgehen und sich voll und ganz auf seine innere Wahrnehmung konzentrieren kann, helfen uns unsere Hände, unsere Aufmerksamkeit einer einzigen Tätigkeit zu widmen.

Tatsache ist, dass mit genügend Übung ganz ohne physische Tätigkeit geheilt werden kann. Es ist unser Geist, unsere Gedankenkraft, die Einfluss auf die Energieflüsse nimmt. Wem also wortwörtlich die Hände gebunden sind, der kann sich nur vorstellen, er würde jetzt mit seinen Händen ein Chakra reinigen, und dann geschieht es auch.

Leider ist es für uns sehr schwierig, uns so stark konzentrieren zu können, dass wir den gleichen Effekt zu erzielen vermögen, wenn wir nur gedanklich und ohne Einsatz von Hilfsmitteln arbeiten. Warum dem so ist, ist schwer zu sagen. Wahrscheinlich hat es einerseits damit zu tun, dass wir aus Gewohnheit stark in der realen, physischen Welt verankert sind. Andrerseits ist es wohl einfach die fehlende Übung. Denn wer bereits längere Zeit energetisch arbeitet, der stellt fest, sofern er sich an seine Anfänge zurückerinnern kann, dass er viel schneller und effizienter geworden ist, um bestimmte Abläufe bei einer Behandlung zu durchlaufen. Das hat ganz klar mit der gestiegenen Mentalkraft und den erweiterten mentalen Möglichkeiten zu tun.

Wer sich spirituell entwickelt, der entwickelt nicht nur seine Energiekörper und seine Verbindungen zu anderen Lebewesen. Er entwickelt auch seine geistigen Fähigkeiten in enormem Masse. Dies natürlich darum, weil ihm viel mehr hochschwingende Energie zur Verfügung steht. Immerhin wird ja regelmässig meditiert, reflektiert und ein gesunder und nachhaltiger Lebenswandel geführt. Aber es ist eben nicht nur das. Viel mehr von Bedeutung dürfte sein, dass wir hohe Gedanken hegen. Diese ziehen andere hohe Gedanken an, was uns geistig schnell und flexibel macht. Und daraus entstehen nicht nur Effizienz und Selbstwirksamkeit, sondern auch ein grosses Entwicklungspotenzial.

Unsere Gedankenkraft und deren Entwicklung ist der Schlüssel zu allen Möglichkeiten. Aber diese Möglichkeiten können sich nur manifestieren, wenn wir auch unseren Charakter so weit in Richtung des Guten entwickeln, dass man uns unsere Möglichkeiten gefahrlos erkennen lassen darf.

Somit ist es für das helle Köpfchen zwar gut, wenn es viel denkt, reflektiert und analysiert. Aber niemals sollte die Charakterbildung auf der Strecke gelassen werden, denn reine Gedankenkraft hat schon manches Genie in den Wahnsinn oder ins Verderben gestürzt.

Wir wollen nicht die Welt beherrschen – wir wollen nur lernen, uns selbst zu beherrschen. Solange wir selbstlos unterwegs sind, kommen wir in unserer Entwicklung in Siebenmeilenstiefeln voran. Sobald wir aber Versuchungen anheimfallen, dann werden Selbstsucht, Eitelkeit, Kleinkariertheit, Stolz, Überheblichkeit und andere unschöne Charaktereigenschaften uns in unsere Schranken weisen und uns lernen lassen.

Hochmut kommt vor dem Fall…

15 Verantwortung

Das vorangehende Kapitel hat uns auf unsere Selbstverantwortung hingewiesen. Es schlummern sehr viele Möglichkeiten in uns. Allerdings wird unser Ego immer wieder Einfluss zu nehmen versuchen, indem es uns irreleitet. Denn würden wir uns im Sinne des Guten entwickeln, dann würde unser Ego allen Einfluss abgeben müssen, was uns zu ewigem Leben, unser Ego aber in den Tod führen würde.

Nun ist es aber so, dass wir nicht nur uns gegenüber Verantwortung wahrzunehmen haben, wenn wir uns spirituell durch unsere Heiltätigkeit entwickeln.

Manchen Lesenden mag dieses Kapitel jetzt als selbstverständlich erscheinen. Oder aber sie glauben, dass für sie Verantwortung nicht, oder noch nicht von Bedeutung sei, weil sie ihre eigenen Möglichkeiten unterschätzen.

Manchmal stellt man erst Jahre später fest, dass man bereits in den ersten energetischen Behandlungen, die man durchgeführt hat, Grosses bewirkt hat. Oder eben Grosses angestellt hat.

Wir wissen nie, was alles durch uns hindurchfliesst. Selbst eine kleine, unscheinbare Aussage von uns kann bei einem

Patienten auf so starke Resonanz stossen, dass er uns für den Rest seines Lebens nicht mehr zu sehen wünscht. Dem ist so, weil in Worten und Gedanken viel mehr Kraft steckt, als wir denken würden. Und auch unsere Ausstrahlung nimmt laufend zu, so dass Patienten in unserem Umfeld ganz anders empfinden und wahrnehmen als sonst. Aber dies geschieht völlig unbewusst, da die meisten Menschen (noch) nicht bewusst erkennen können, was für Prozesse sich in ihrem Innern abspielen.

Somit tragen wir immer eine grosse Verantwortung, wenn wir energetisch tätig sind. Es ist wichtig, dass wir wissen, *dass viel wichtiger ist, was aus unserem Mund rauskommt, als was reinkommt.* Wir sollten immer nur positiv sprechen. Niemals sollten wir jemanden verurteilen oder schlechtmachen. Wir sollten alles immer positiv formulieren und niemals Angst einflössen. Wir sagen lieber nichts, als dass wir das Falsche sagen und damit Unheil anrichten würden.

Entsprechend äussern wir uns auch nicht über andere Menschen und ihre Tätigkeit im Bereich Heilen, Beraten oder Unterstützen. Denn wer sind wir schon!?

Und wir sind uns immer bewusst, dass wir als Mensch gewollt fehlbar sind. Diese Demut ist unser bester Schutz gegen ungewollte Geschehnisse.

Wir müssen wissen, dass die geistige Welt uns des Öftern dazu benutzt, Informationen oder Gefühle zu überbringen, die bei unserem Gegenüber negative Wirkung erzeugen. Das ist nur möglich, weil in uns selbst noch immer negative Emotionen und Gedanken schlummern. Durch ihre Resonanz können wir, meist auf astraler Ebene, so gesteuert werden, dass wir etwas bewirken, was sehr tief gehen kann. Wir werden schwere Konsequenzen zu tragen haben, zumindest im Moment. Aber wenn wir über einen vorbildlichen Charakter und Lebenswandel unter Beweis stellen, dass wir es nicht böse gemeint haben, dann wird die Zeit die Wunden heilen und uns und unser Gegenüber lernen und erkennen lassen. Dies ist nur möglich, wenn wir unseren negativen Gefühlen und Gedanken nachgehen und bereit sind, daraus zu lernen. Und immer mehr werden wir so dann negative Anteile in uns integrieren und zu himmlischem Gold verwandeln können.

Unser Wille, jegliche Verantwortung anzunehmen, damit wir dadurch lernen können, hat grossen Einfluss auf unsere Entwicklung. Es ist nicht die Tatsache, dass wir Verantwortung zu tragen bereit sind. Denn wir brauchen ja eigentlich keine Verantwortung zu tragen, weil wir alles an den Himmel abgeben könnten, wenn wir das nur verstehen würden. Es ist viel mehr so, dass wir durch die Bereitschaft, Verantwortung anzuerkennen, unseren geistigen Helfern gegenüber verlässlich und glaubhaft werden. Und dies führt dann zu dem Effekt, den wir uns wünschen: Denen helfen zu dürfen, die unsere Hilfe nötig haben.

Es werden sich so Erfolge einstellen. Und jeder Erfolg bringt neue Verführung und somit neue Verantwortung mit sich – uns selbst, aber auch allen andern gegenüber.

Ja, Energiearbeit ist keine Freizeitbeschäftigung, kein Spiel und keine Experimentierkasten. Es ist eine grosse Herausforderung an unseren Charakter. Und es ist wohl eine der Arbeiten mit am meisten Sinnstiftung – weil sie alle weiterbringt. Manchmal auf positive, manchmal auf negative Weise.

Was aber auch geschehen möge: Niemals wird uns die geistige Welt hängenlassen, solange wir das höchste Ideal anstreben. Denn alles, was uns im Moment als schlecht, hindernd und fehlbar erscheint, wird uns nach und nach zu unserem Guten gereichen. Der Diamant muss lange und mit viel Aufwand geschliffen werden, bis er zu Glänzen beginnt…

16 Grenzen der Energiearbeit

Die Möglichkeiten der Energiearbeit enden dort, wo unsere karmischen Möglichkeiten aufhören.

Wenn grosse Heiler Grosses zu bewegen vermögen, dann nicht, weil sie besser sind, sondern weil sie in früheren Leben mehr gelitten und somit mehr gelernt haben.

Wenn Sie eine Faszination im energetischen Heilen entdeckt haben, was auch der Grund dafür sein dürfte, dass Sie bereits viele Seiten bis zu dieser hier über dieses Thema gelesen haben, dann steckt eine Heilerin oder ein Heiler in Ihnen. Denn wer mal in einem früheren Leben zu heilen angefangen hat, wird niemals mehr aufhören. Energetisches Heilen ist ein Versprechen an das Gute im Guten. Wer diesen Weg mal eingeschlagen hat, der kann nicht mehr davon ablassen. Selbst wenn jemand zu praktizieren aufhört, dann wird er immer noch mit Gefühlen und Gedanken anderen Menschen helfen und eine Stütze sein, ohne es zu wollen. Denn was im Unterbewusstsein des Heilers geschieht, wenn er mal anderen Lebewesen geholfen hat, das ist niemals wieder wegzukriegen. Gute Taten bleiben und wirken für immer.

Trotz all dieses Potenzials und der Möglichkeit, sich immer weiterzuentwickeln, gibt es Grenzen. Diese Grenzen sind nicht in erster Linie bei uns selbst zu suchen, sondern vielmehr darin, dass alles seinen eigenen Weg geht. Würden die Heiler der Welt alles zum Guten wenden können, dann hätte niemand mehr etwas zu lernen. Und wenn die Heiler das Gute tun, dann nehmen sie allen andern die Möglichkeit, sich zu entwickeln, indem diese ihrerseits Gutes bewirken dürfen.

Somit ist das Heil auf alle verteilt worden, nicht auf ein paar wenige. Manchmal darf Heilung sein. Manchmal nicht. Immer dann, wenn sie sein darf, bewirken diese Erfahrungen sehr viel im Heiler und im Patienten. Dann aber, wenn keine unmittelbare Heilung eintritt, wird im Anschluss daran viel gelernt. Und aus diesem Lernen entsteht seinerseits sehr viel Wirkung, Erkenntnis und Entwicklung.

Dem Energiearbeiter bleibt es nicht erspart, seinen Weg Stück für Stück zu gehen. Er kann zwar vielerorts Einfluss nehmen und im Kleinen etwas bewirken. Aber geschehen tun die Dinge dann von selbst, so wie sie das immer tun. Es ist unsere Absicht, und somit sind es unsere Gedanken, die verändern und bewirken. Aber alles geschieht immer zuerst in uns, und dann erst im Aussen. Wenn wir uns verändern, dann verändern wir damit die Welt.

Wenn wir glauben, Energiearbeit habe Grenzen, dann sind dies die Grenzen der dreidimensionalen Welt. Solange wir an Raum und Zeit gebunden sind, solange uns Geduld noch nicht zu Gemüte steht, stossen wir an Grenzen. Das hört dann auf, wenn wir die Begrenztheit akzeptieren gelernt haben und dadurch ablegen durften. Unser Verstand ist begrenzt, wir können somit niemals alles erfassen. Aber unser Herz kann über Liebe unbegrenzt wirken. Wenn wir uns darauf verlassen, dann können wir alle Hindernisse überwinden. Aber nicht in der realen Welt, sondern in der geistigen Welt.

17 Das Glück der Selbstheilung

Der Autor hat viel Unwohlsein ertragen und viel gelitten. Er hat dies getan, weil er es wollte. Und er hat es nur gewollt, weil er es nicht besser wusste.

Hätte er bereits früher erkannt, dass jeder Mensch alles Ungemach in die Hände des Himmels legen darf, auf dass er wohlgemut und glücklich sein Leben leben darf, dann hätte er weniger Opfer erbringen, Leiden ertragen und Wasser tragen müssen.

Aber wir leiden halt nun mal so lange, bis der Leidensdruck gross genug werden konnte, auf dass wir endlich dazu bereit sind, uns zu verändern.

Wenn es möglich ist, sich energetisch selbst heilen zu dürfen und zu können, bis zu einem bestimmten Punkt, dann nicht, damit Unwohlsein und Schmerzen verschwinden. Vielmehr geht es darum, lernen zu dürfen. Zuerst ist es ein Lernen, das es möglich macht, andern auf ihrem Weg Unterstützung zukommen zu lassen. In einem viel weitreichenderen Schritt geht es dann aber um die Erkenntnis, dass die Arbeit im Sinne des Guten und das immerwährende Anstreben des höchsten Ideals, früher oder später zu der Erkenntnis führt, dass wir nicht für all das

Glück und den Frieden auf Erden verantwortlich sind. Denn wenn alle ihren Weg in Zufriedenheit und Liebe gehen würden, dann würde ihnen kein Ungemach zuteilwerden.

Wer energetisch arbeitet, der erlebt und erkennt viel. Und all das Erfahrende zusammengefasst dürfte zur Erkenntnis führen, dass der Mensch mit seinem Leben eine Einladung dazu erhalten hat, am Fest des Lebens teilnehmen zu dürfen. Wir entscheiden selbst, ob wir uns auf diesem Fest sinnlos betrinken und dann den Rest auf der Toilette verbringen wollen, oder aber ob wir tanzen, frohlocken und Köstlichkeiten geniessen wollen. Oder ob wir ganz einfach unseren Seelenzwilling treffen, und mit ihm im Garten, abseits der Festlichkeiten, spazieren gehen, auf dass wir Ganzheit finden dürfen im Sein des Seins. Weil das Sein an sich nichts anderes als Liebe in ihrer reinsten Form ist.

Selbstheilung ist das ständige Abwischen falscher Annahmen und Glaubensmuster. Wer lange genug an der trüben Scheibe geputzt hat, der wird nach und nach Licht erblicken. Und immer mehr werden die Konturen der Wahrheit sichtbar werden.

Selbstheilung lässt uns erkennen und lehrt uns das Glauben an das Gute – weil alles immer schon da ist. Und da ist es, weil es aus dem

grossen Ganzen kommt. Was aus göttlicher Liebe erschaffen wurde, kann nicht böse sein, selbst wenn es das Böse in Person ist.

Von dem Moment an, wo wir dem Teufel die Hand in Versöhnung zu reichen vermögen – von dem Moment an, wo wir unserem Ego und somit dem Teil in uns, der die Welt weiterbringen hilft, in die Augen zu blicken wagen – von dem Moment an sind wir bereit, eine neue Ebene des Bewusstseins anzutreten und die Erde zu verlassen, auf dass uns neue Herausforderungen zu entzücken vermögen.

Selbstheilung hört dann auf, wenn wir uns selbst erkannt haben. Selbstheilung reinigt uns, auf dass das von uns abzufallen vermöge, was uns blind, taub und wütend gemacht hat.

Das Wissen und die Fähigkeit des Heilens werden immer weiterbestehen und weitergegeben werden. Weil die Botschaft des Lebens nicht anders kann, als seine Kinder heil werden zu lassen, auf dass sie wieder einkehren dürfen.

Und so erkennen wir, dass Heilung nichts mit einem Erwerbszweig oder einer Arbeit zu tun hat, sondern einzig und allein dazu da ist, sich selbst zu erfüllen, indem es die heil und ganz macht, die das Glück der Selbstheilung erkennen durften…

18 Das Ende des Leidens

Wer energetische Behandlungen anbietet, der hat oft das Gefühl, er sei dafür zuständig, dass das Leiden bei seinen Patienten aufhöre. Dies ist eine völlig falsche, und vor allem auch eine gefährliche Fehlannahme.

Wenn jemand Schmerzen hat und leidet, dann hat dies seinen Grund. Und der Grund liegt in den allermeisten Fällen darin verborgen, dass jemand eine Lektion zu lernen hat, oder etwas aufarbeiten und dann ablegen darf. Wo liegt der Lerneffekt oder die Erkenntnis, wenn der Heiler die Schmerzen wegnimmt und so das Leiden in Eigenregie beendet?

Darum kann eine energetische Behandlung immer nur dann zur Heilung führen, wenn der Patient selbst bereit ist, geheilt zu werden.

Manchmal ist es so, dass jemand leidet und nicht mehr weiss, was er noch tun könnte. Und weil der Leidensdruck so hoch ist, sucht er nach Alternativen zu den herkömmlichen Behandlungsmethoden. Er hört von energetischen Behandlungsmöglichkeiten und entscheidet sich, das mal auszuprobieren. Nach der Behandlung fühlt er sich sehr viel besser — oder seine Schmerzen sind ganz weg. In diesem Fall ist es dem Heiler vermeintlich gelungen, die Schmerzen wegzunehmen, ohne dass der

Patient viel hätte tun oder lernen müssen. Aber dem ist nicht so. Der Patient ist über seinen Schatten gesprungen und hat sich auf etwas Neues, Unbekanntes eingelassen. Und die Heilung, die womöglich fast an eine Wunderheilung erinnert, ist erfolgt, damit der Patient einen Beweis dafür erhält, dass der neu eingeschlagene Weg ihn womöglich weiterbringen könnte, als der Weg, den er im bisherigen Leben gegangen ist.

Oft hört man als jemand, der energetisch arbeitet, sagen, dass all diese alternativen Methoden schon gut seien für all die, die daran glauben würden. Dem ist natürlich nicht so. Energetische Behandlung nützt immer und in jedem Fall. Aber wenn jemand das sagt, dann ist er von seiner Einstellung her noch nicht bereit zu energetischen Möglichkeiten. Seine Gedanken stellen sich gegen die Tatsache, dass alles Energie ist. Und so glaubt er auch nicht daran, dass ihm geholfen werden könnte. Wer nicht an Hilfe glaubt, der kann nicht vom Selbstheilungsprozess profitieren, der über den Geist und die Anbindung an das grosse Ganze verstärkt wird. Und somit braucht ein energetischer Heiler niemals jemanden überzeugen zu wollen. Es kann nur geheilt werden, wer geheilt werden will. Wer an andere Heiltechniken oder an die Schulmedizin glaubt, der darf es mit diesen versuchen. Und wenn er dabei gesund wird, dann ist das gut, denn dann hat er dabei etwas erfahren und lernen dürfen. Wenn er weiterleidet, dann werden ihm seine Schmerzen nach und nach einen anderen Weg zeigen. Dann wird er sich womöglich daran erinnern, dass es noch andere Möglichkeiten gibt.

Es wäre falsch, für energetische Behandlungen zu werben. Denn wie bereits im ersten Band *Heilen – ein Crashkurs in energetischem Heilen* geschrieben wurde, ist energetisches Heilen nicht eine Technik, die übernommen werden kann. Es ist vielmehr eine Haltung, eine Lebenseinstellung – oder einfach der Glaube an das Gute. Wer nicht bereit ist, sich in ein holistisches Weltbild hineinzugeben, der wird nicht von den Energien profitieren können, die dem zufliessen, der sich mit dem Sein und der alles durchströmenden Lebensenergie verbindet.

Und weil dem so ist, ist energetisches Behandeln niemals generalisierbar und massentauglich. Nicht jeder kann heilen, weil nicht jeder gleichermassen an das Gute glaubt und nicht jeder so auf einen anderen Menschen zugehen kann, dass dieser Heilung erfahren darf.

Beim energetischen Heilen ist das Zwischenmenschliche enorm wichtig. Oft «verlieben» sich Patienten in den Heiler, auf platonischer Ebene, natürlich. Dieser Effekt ist bekannt und normal. Er entsteht dadurch, dass ein Mensch tief in seinem Herzen fühlt, dass er angenommen wird, so wie er ist. Und es ist genau dieses Gefühl, so richtig zu sein, wie man ist, das zu Genesung des Innern führt. Es sind unsere Gedanken, die zuerst Heilung erfahren müssen. Dann können positive Gefühle in uns aufkommen und uns bestätigen, dass wir auf dem richtigen Weg sind. Aber so wie auch in der Bildung niemand erzogen werden kann, ohne dass eine zwischenmenschliche Beziehung besteht, kann auch keine Heilung erfolgen, wenn keine Beziehung besteht.

Und so kommen wir einmal mehr zum Schluss, dass es nicht unsere Energiearbeit ist, die schliesslich zur Heilung führt. Es ist viel mehr unsere Zuwendung in Form von bedingungsloser Liebe, die im Gegenüber irgendeinen Schalter umlegt, so dass Selbstheilung eintreten darf.

Der Autor hat mal an einem Schulanlass einem Mädchen, das er nicht kannte, und das auf der Treppe gestrauchelt war, geholfen. Damit die Schwellung beim verstauchten Fussgelenk nicht zu gross würde, hat der unauffällig eine kurze energetische Behandlung durchgeführt, auf dass das Mädchen Linderung erfahren würde. Dann hat er die Mutter angerufen, die das Mädchen abholte. Mehrere Jahre später, das Mädchen war inzwischen erwachsen, und der Autor hatte sich von seinem Aussehen her ziemlich stark verändert, trafen sich die beiden zufällig wieder. Über Small-Talk fanden sie heraus, dass sie sich mal auf der Treppe getroffen hatten. In diesem Moment geschah etwas, das zuerst dem Autor, dann dem Mädchen, die Tränen in die Augen trieb. Es war diese tiefe Rührung – und gleichzeitig die Erkenntnis, dass die Behandlung vor mehreren Jahren erst jetzt richtig zum Abschluss gekommen war.

Wer energetisch arbeitet, der verlässt irgendwann mal das Zusammenspiel von Ursache und Wirkung. Dem ist so, weil die Wege der geistigen Welt unergründlich sind. Wir können niemals erahnen, was unsere Freunde in der nicht materiellen Welt für Pläne verfolgen. Wir sind einfach Teil davon, das ist bereits der Ehre genug für uns. Aber in den allermeisten Fällen dürfen wir uns freuen auf all das, was uns zugetragen wird. Denn alles hat immer mit der Fülle des Lebens und mit der Unbegrenztheit der Güte der Schöpfung zu tun.

Jetzt, hier in diesem vierten Band, kann über solche Dinge geschrieben werden. Denn seit dem ersten Büchlein ist so manches geschehen, was dem Autor bestätigt hat, dass Zweifel unnötig sind. Immer wieder hält das Leben etwas Unerwartetes bereit. Und es lohnt sich auch immer wieder, sich auf dieses Unerwartete einzulassen. Wahrscheinlich handelt es sich dabei um das Mittel der Vorsehung. Wahrscheinlich erfahren wir so, wie fest man sich um uns kümmert und uns helfen will. Können wir diese Hilfe zulassen?

19 Ausblick

An und für sich braucht es keinen Ausblick, wenn es um energetisches Heilen geht. Denn diese Tätigkeit führt und steuert sich von selbst – oder eben durch den Einfluss der geistigen Helfer.

Aber weil es in diesem Büchlein hier um Grundsätze der Energiearbeit als solches geht, muss hier dennoch ein Ausblick gewagt werden:

Nehmen wir mal an, dass sich alles Leben immer weiterentwickelt. Die Evolution würde das belegen. Wenn dem so wäre, dann müssten folglich auch alle Lebewesen immer höher schwingen. Wer höher schwingt, der leidet mehr unter tiefen und negativen Schwingungen.

Haben Sie auch schon von Jugendlichen gehört, die den einfachsten Belastungen und Herausforderungen des Alltags nicht mehr gewachsen sind? Psychologen berichten, dass ihre Wartsäle voll seien. Und die Coronakrise hat das ihre dazu beigetragen. Auch andere weltbewegenden Ereignisse, wie Kriege und Krisen lösen bei jungen Menschen Existenzängste und psychische Leidenszustände aus, so dass sie in ihrem Alltagsleben behindert oder gar mattgesetzt sind.

Was wäre, wenn all diese «Simulanten», der Autor wählt diese Bezeichnung in ironischer Weise, einfach so hoch schwingen, dass bisherige Behandlungsmethoden und Hilfestellungen unserer Gesellschaft nicht mehr ausreichen, um diesem Menschen zu helfen?

Gesellschaftssysteme funktionieren so lange, bis eine bestimmte Menge an Leuten nicht mehr mittragen helfen will oder kann. Wenn Unternehmer sich beklagen, dass sie keine brauchbaren Arbeitskräfte mehr finden, um ihr Unternehmen in gewohnter Weise weiterzuführen, dann liegt das nicht zwingend an der Verweichlichung der heutigen Jugend. Vielleicht liegt es am höheren Energielevel, das es einem jungen Menschen verunmöglicht, mit sechzehn ins Hamsterrad der wirtschaftlichen Tätigkeit einzutreten und bis zum Ruhestand durchzurennen?

Wenn die psychischen Erkrankungen zunehmen, dann hat das aus energetischer Sicht damit zu tun, dass im Astralkörper und im Mentalkörper nicht alles so funktionieren kann, wie es sollte. Die gesellschaftlichen Normen stehen offenbar im Widerspruch mit den Möglichkeiten und Bedürfnissen von immer mehr Menschen. Diese Menschen sind dadurch nicht schlecht. Sie passen einfach nicht mehr in das alte System. Aber wenn man ihnen die

Möglichkeit gibt, sich auf eine andere Weise einzubringen, dann würden sie es fast sicher tun.

Somit plädiert der Autor auf Veränderungen im Bildungssystem und in der Wirtschaft. Aber er setzt sich auch sehr stark für Persönlichkeitsentwicklung, Charakterbildung und Selbstwirksamkeit ein. Denn ein junger Mensch, der einfach nur noch aus lauter Trägheit und Überdruss herumhängt, ist nicht mehr lebensfähig. Er kann seinen Lebensweg so nie finden. Darum muss er so erzogen und ausgebildet werden, dass er einen eigenen Willen aufbauen lernen kann, und dass er erkennt, dass er selbst für sich und sein Leben verantwortlich ist.

Die Zeit der Gleichmacherei ist vorbei. Man kann auf physischer und ätherischer Ebene generell gültige Gesetzmässigkeiten erkennen und anwenden. Aber in den höheren Energiebereichen kommt es auf Individualität an. Wenn in Schulen zwanzig bis dreissig junge Menschen in ein Zimmer gesteckt werden und man dann hofft, dass diese kuschen und das tun würden, was eine einzige Person von ihnen verlangt – eine Person, die nur wenig vom Leben ausserhalb der Schule gesehen hat – dann entspricht dies einem eher kläglichen Menschenbild. Denn die Zeit des zweiten

Weltkrieges ist vorbei. Wir brauchen keine Menschen mehr, die in grossen Mengen in eine Uniform passen und dann salutieren, wenn ein Vorgesetzter vorbeigeht, und dann schiessen, wenn sie den Befehl dafür kriegen. Auch ist unsere Infrastruktur, unser Wohlstand und unsere Wohlfahrt so weit ausgebaut, dass es keine Heere von Arbeitskräften mehr braucht, um ganze Städte aus dem Boden zu stampfen. Wir brauchen Menschen, die dabei helfen, mehr aus dem zu machen, was wir bereits haben. Und wir bräuchten die Indigo- und Kristallkinder, die uns helfen, mit weniger zu leben, als wir bereits haben…

Stellen wir uns vor, ein Kind würde in der Grundschule lernen, wie man negative energetische Verbindungen trennen kann. Wie viel Mobbingprobleme, wie viele negative Selbsthandlungen und wie viele Lebenskrisen könnten dadurch langfristig vermieden werden? Wie viel Entlastung könnte unser Gesundheitswesen erfahren, wenn die Menschen lernen würden, selbst mit ihren verbrauchten, negativen Energien zurechtzukommen, und nicht mehr das Gesundheitspersonal und den Hausarzt als Mülleimer für ihre tiefschwingenden Emotionen missbrauchen würden?

Wie im Kleinen, so im Grossen. Wenn mehr Menschen nach und nach lernen, mit ihren Problemen und somit mit negativen energetischen Einflüssen selbständig zurechtzukommen, dann würde diese Veränderung im Kleinen eine Wirkung auf das Grosse, also auf Familien und die ganze Gesellschaft haben.

Jemand, der seine negativen Emotionen selbständig in den Griff bekommen kann, weil er weiss, wie er Verbindungen trennt und sein Solarplexus-Chakra reinigt, der hat eine äusserst positive Wirkung auf seine Mitmenschen und somit eine potenzierte Wirkung auf die Gesellschaft. Im Gegensatz dazu hat ein Hooligan, der bis zum Wochenendspiel warten muss, um seiner inneren Wut Luft zu verschaffen, eine ganz andere Wirkung auf seine Umwelt.

Es braucht zehn Polizisten, um die negativen Energien eines wütenden Hooligans zu kontrollieren. Aber die Wut wird dabei noch stärker, so wie der Druck im Dampfkessel auch immer ansteigt, je mehr man den Deckel draufdrückt. Und es braucht ganze Spitäler, um die Folgen einer Schlägerei dann zu behandeln, wenn es zu spät ist…

Energiearbeit ermöglicht es, dann einzugreifen und Gutes zu tun, bevor der Schaden eingetreten ist. Und dabei müssen wir zeitlich wirklich weiträumig denken! Der Terrorist wäre niemals zum Terroristen geworden, wenn er in einem anderen Umfeld aufgewachsen wäre und mehr Liebe und Zuneigung hätte erfahren dürfen.

Kinder lieben es, mit Energien zu arbeiten. Es geht ihnen viel leichter von der Hand als uns. Sie sind viel feinfühliger und intuitiver unterwegs. Warum zeigt man ihnen nicht am Abend, nach der Gutenachtgeschichte, wie man Verbindungen trennt, und für den Segen dankt? Warum weist man sie nicht darauf hin, dass das Reinigen und energetisieren des Trinkwassers genauso positiv auf die Gesundheit wirkt, wie das regelmässige Putzen der Zähne vor Karies schützt?

All das, da ist sich der Autor sicher, wird früher oder später mal kommen. Aber es kann nicht flächendeckend geschehen, weil nicht alle dazu bereit sind. Die Schulen fallen also ausser Betracht. Und somit kommen wir einmal mehr zur Eigenverantwortung jeder und jedes Einzelnen von uns: Ein Kind kann dann lernen, wenn eine erwachsene Person eine zwischenmenschliche Beziehung zu ihm aufbaut und bereit ist, sich um diese Seele zu kümmern. Wir ernten, was wir säen. Wenn wir Liebe, Achtung und Zuneigung säen, dann dürfen wir im Alter auf mehr hoffen, als wenn wir Ordnung, Disziplin und kalibrierte Leistung fordern. Aber wir dürfen dabei nicht vergessen, dass jemand nur selbst zum Heiler oder zum Helfer werden kann, wenn er gelernt hat, seinen eigenen Willen aufzubauen und zu entwickeln. Somit dürfen wir unseren Kindern nicht alle Hindernisse aus dem Weg räumen. Wir müssen sie lehren, es selbst tun zu können und zu dürfen. Und das tun wir nicht, indem wir unseren Kindern dienen, sondern indem wir sie über liebevolle Strenge dazu anhalten, es selbst zu versuchen. Und zwar so lange, bis sich Erfolg einstellt. Dann, wenn die Süsse des Erfolges seine Wirkung entfalten kann, dann werden wir unsere Kinder ziehen lassen. Aber bevor sie nicht in ihrer Selbstkompetenz und Selbstkontrolle auf eigenen Beinen zu stehen vermögen, sollten wir ihnen dann unsere helfende Hand reichen, wenn sie zu scheitern drohen. Scheitern tun sie meist daran, dass jedes Lebewesen den Hang dazu hat, den Weg des geringsten Widerstandes zu wählen.

Aber was schreibt da der Autor. Niemand muss die Last der Erziehung vollumfänglich auf seine Schultern laden, denn das bringt nichts. Das Leben selbst wird das korrigieren und lehren,

was benötigt wird, auf dass es gut komme. Und darum stellt Erziehung immer nur ein Versuch dar, um zu helfen. Aber so wie ein Patient nur geheilt werden kann, wenn er selbst nach Heilung sucht, kann ein Kind auch nur lernen, wenn es das selbst will. Lernen wollen tun Kinder dann, wenn die Motivation gross genug, oder der Leidensdruck stark genug sind. Darum reichen wir die helfende Hand, wenn es um Motivation geht. Und wir lassen die Hürden stehen, wenn es um Leidensdruck geht. Beides verlangt uns vieles ab, aber wir können das Geschick der Welt und der darauf lebenden Wesen nicht in unsere Hand nehmen. Wir würden scheitern. Darum lassen wir alle ihren Weg gehen. Dennoch bleiben wir da und helfen, wenn wir darum gefragt werden.

Ja, ein Ausblick zu wagen in energetischen Grundsätzen ist schwierig. Aber so wie das Wasser immer den Weg ins Meer findet, findet auch die Energie immer ihren weg. Sie energetisiert dort, wo sie aufgenommen werden kann. Sie entfacht dort Wirkung, wo sie auf Resonanz trifft und in Schwingung zu setzen vermag – und sie fliesst ungehindert durch all das hindurch, was rein ist und höher schwingt.

Je höher die Menschheit schwingt, je mehr werden negative Schwingungen, wie die von Hass, Rache, Vergeltung, Neid und Angst durch die Körper der Menschen hindurchfliessen, ohne etwas zu bewirken. Sie werden so weit ziehen, bis sie transformiert werden. Energie kann sich niemals verlieren, sie kann nur umgewandelt werden. Wenn wir durch hohe Emotionen und Gedanken die tiefschwingenden Energien umzuwandeln vermögen, dann haben wir am Schluss noch mehr von alledem, was uns guttut, uns erhebt und heil werden lässt. Es liegt an uns, weil es in uns liegt. Wenn wir damit anfangen, werden andere folgen. Alles fängt mit Energie an, und hört auch wieder mit Energie auf, damit es in umgewandelter Form ewig lebe.

20 Fazit

Womöglich sind Leserinnen und Leser über dieses Buch hier enttäuscht. Womöglich hätten sie sich mehr Praxis, mehr handfeste Hinweise und mehr umsetzbare Tricks und Kniffs erhofft.

Gerade weil man sich durch Energiearbeit entwickelt und darum immer wie höher schwingt, und dabei seine eigene Individualität entwickelt, ist dieses Buch hier so wichtig – in der Art, wie es eben ist. Denn der wichtigste Grundsatz der Energiearbeit ist, dass es keine bestehenden, immerwährenden Grundsätze gibt.

Energiearbeit ist kein Handwerk. Es ist vielmehr ein Ruf, der zu einer Bestimmung führen kann. Aber keine Seele hat die gleiche Bestimmung wie eine andere.

Wer das Gute verehren lernt, ohne es sehen und erfassen zu können, der wird weiterkommen. Wer die Rose liebt, auch wenn er nur ihren Duft wahrnimmt, und vielleicht nicht einmal das – wer die Rose liebt, weil er weiss, dass es sie gibt, der dringt in Bereiche vor, die die reale materielle Welt mit der geistigen Welt verbinden helfen.

Der Autor traf mal auf einer Wanderung auf drei Elfen. Diese blieben auf sicherer Distanz von etwa dreissig Metern Entfernung zu ihm. Aber dennoch haben sie den Autor angesprochen und mit ihm ein paar Worte gewechselt. Sie wollten nichts. Sie haben sich nur erklärt, auf dass der Autor sie besser verstehen könnte. Sie erklärten ihm, wie wichtig die Ruhe und Ungestörtheit der Natur für sie sei – und wie sehr sie unter dem Einfluss negativer Menschen leiden würden.

Damals musste der Autor erkennen, dass nicht nur für den Mensch das Verletzen der goldenen Regel sehr schlimm ist. Es gibt scheinbar Existenzen, die leiden schon nur durch die Anwesenheit von Menschen, die negative Emotionen und Gedanken in sich tragen.

Die frohe Botschaft für den Autor aber war, dass alles immer wie mehr wieder zusammenrücken kann und darf, je mehr Menschen es gelingt, ihre negativen Gefühle kontrollieren zu lernen und über positive Gedanken das auszustrahlen, was anderen Lebewesen guttut.

Wir Menschen sind manchmal zu selbstkritisch unterwegs. Wir sehen zu oft, wo wir, oder unseresgleichen, Schaden anrichten. Dabei haben auch wir unsere Funktion im grossen Ganzen, meist ohne dass wir uns dessen bewusst sind. Dass nicht alle Menschen gleich sind, ist für Naturwesen eine bedeutungsvolle Erkenntnis. Dass sich Menschen in kurzer Zeit stark verändern können, macht ihnen Mut. Dass Menschen wahrzunehmen vermögen, und dass es Hoffnung und Glauben gibt, ist eine frohe Botschaft, die jede menschliche Seele zu vermitteln vermag. Wir sind wichtig und bedeutungsvoll. Besonders dann, wenn wir an das Gute glauben und das höchste Ideal anstreben. Was dadurch alles möglich wird, kann und darf man nur selbst erfahren. Und was mal als fantastisch und unnahbar erschien, wird nach und nach zur Realität, aber nicht zur Selbstverständlichkeit. Denn durch das Sein anderer Lebewesen die Welt erblicken und sie erfühlen zu dürfen, ist ein Segen, der uns alle miteinander zusammenwachsen lässt.

Wenn die Elfen von sich aus auf den Autor zukamen, auf dass er für sie etwas bewege, dann haben sie das erreicht, indem ihr Erscheinen im Autor etwas veränderte. Und zwar so, dass er in diesem Buch hier davon geschrieben hat. Die Wirkung davon wird nicht ausbleiben.

Und so ist es auch für uns. Wenn wir energetisch an uns und mit andern arbeiten, so verändern wir uns und andere. Und indem wir von uns aus auf andere zugehen, ohne etwas von ihnen zu wollen, sondern einfach nur, um uns ihnen zu erklären, dann wird immer etwas daraus erwachsen. Denn wer selbstlos ist, der wirkt anders als jemand, der etwas will und beabsichtigt.

Von der Natur und von anderen Wesenheiten können wir sehr viel lernen, auch was Energiearbeit betrifft. Wir können nämlich lernen, dass Energie ihren Weg viel einfacher und wirkungsvoller findet, ohne unseren Willen.

Wenn dies das Fazit dieses Buches ist, nämlich dass es unseren Willen nicht braucht, um über Energien Heilung zu erwirken, dann konnte der Grundsatz aller Grundsätze in Sachen energetischem Heilen überbracht werden. Alles andere entzieht sich den Möglichkeiten dieses Buches, weil alles seinen eigenen Weg wählt und geht.

***

Herzlichen Dank dafür, dass Sie an sich und mit anderen Lebewesen arbeiten. Danke, dass Sie diese Bücher weiterempfehlen, denn dies ist der einzige Weg, ihnen zu Sichtbarkeit zu verhelfen. Ohne die Energie einer entsprechenden Person kann Literatur wie diese hier nicht zu andern Menschen finden.

Allzeit alles Gute!

Bemerkung:

Nicht immer wurden in diesem Buch die weibliche und die männliche Form der Wörter so aufgeführt, wie es die Gleichberechtigung beider Geschlechter normmässig fordern würde. Der Autor entschuldigt sich dafür. Es ist nicht seine Absicht, die einen Lebewesen andern vorzuziehen oder sie zu bevorteilen. Klar, er hätte einfach korrekt formulieren können, anstatt sich hier zu entschuldigen. Aber dann würde seine gute Absicht nicht erkannt werden. Veränderungen geschehen, indem gute Gedanken Verbreitung finden und energetisch wirken können. Und indem diese Bemerkung hier am Ende des Buches angeführt wird, können sich diese Gedanken manifestieren. Somit wirkt die formelle Unterlassung während des Buches schlussendlich doch noch positiv. Und gleichzeitig wurden die Leserinnen und Leser beim Studium des Buches dadurch entlastet, dass die Sätze einfacher und kürzer formuliert werden konnten.

Ja, Gleichberechtigung auf tieferen Ebenen abzulegen und sie dafür auf höheren Stufen wirklich anzustreben und sie zu leben, führt zu Veränderung und der Möglichkeit, negative Emotionen ablegen zu dürfen. Dann, wenn Menschen negative Emotionen einem Geschlecht gegenüber ablegen durften, sind sie

bereit für das, was hinter einem Lebewesen
steht; und das ist in den allermeisten Fällen eine
Seele göttlichen Ursprungs…

Anmerkung:

Dieses Buch hier wurde von Michael von Känel geschrieben und publiziert. Die Inhalte stammen aber vom ehrenwerten Fritzgerald Jeremia Finch. Dieser Name ist ein Pseudonym, weil die Person, die dahintersteht, nicht an die Öffentlichkeit treten möchte. Dennoch dankt der Verlag Mr Fich ganz herzlich dafür, dieses kostbare Wissen und all die erhebenden Gedanken veröffentlichen zu dürfen! Es ist eine Ehre, mit solchen Grössen zusammen zu arbeiten!

Weitere Bücher der Reihe *Spirituelles Wissen*:

Alle aufgeführten Bücher sind erhältlich als **Taschenbuch** und **E-Book** auf www.amazon.de

Die Bücher werden laufend aufgearbeitet, so dass sie auch als **Hörbuch** auf den verschiedenen Plattformen erhältlich sind (*Weltbild, Google Play, Apple, Thalia…*)

Verlag: www.denkmalnach.ch

Autor: Michael von Känel

	Meditieren *Eine Annäherung an Sinn und Zweck des Meditierens*
	Heilen *Ein Crashkurs in energetischem Heilen*
	Heilen 2 *Unterstützende Ausführungen zum Crashkurs energetisches Heilen*
	Heilen 3 *Anwendungsbeispiele mit Skizzen zum Crashkurs energetisches Heilen*

Bücher der Reihe *Gesellschaft verstehen*:

	## Leben statt Arbeiten *Wofür es sich zu arbeiten lohnt und wofür nicht*
	## Selbstwirksamkeit *Wie uns der gekaufte Komfort unserer Selbstbestimmung beraubt hat*
	## Moderne Versklavung *Wie und wodurch wir täglich versklavt werden*
	## Die Illusion wegessen *Überlegungen darüber, wie unsere Ernährung uns blendet*
	## Tricks aus der Chefetage *Kaderausbildung aus Sicht der Mitarbeitenden – und was es sonst noch über Hierarchie zu lernen gibt*

Romanserie mit spirituellem Hintergrund
Tränen des Drachen:

TRÄNEN DES DRACHEN I	**Tränen des Drachen – Band 1** *Comfortably numb – Angenehm berauscht*
TRÄNEN DES DRACHEN II	**Tränen des Drachen – Band 2** *Seventh Son of a seventh Son –* *Der siebte Sohn des siebten Sohnes*
TRÄNEN DES DRACHEN III	**Tränen des Drachen – Band 3** *Stairway to Heaven – Die Himmelsleiter*
TRÄNEN DES DRACHEN IV	**Tränen des Drachen – Band 4** *Child in Time –Ein Kind der Zeit*
TRÄNEN DES DRACHEN V	**Tränen des Drachen – Band 5** *Warriors of the World – Krieger der* *Erde*
TRÄNEN DES DRACHEN VI	**Tränen des Drachen – Band 6** *The Good, the Bad and the Ugly –* *Der Gute, der Böse und das Hässliche*
TRÄNEN DES DRACHEN VII	**Tränen des Drachen – Band 7** *Holy Diver – Geweihter Taucher*

Serie *Philosophie und Bildung*:

	Philosophie und Bildung – Band 1 *Die Quadratur des Kreises* *20 Aufsätze zu Alltagsthemen -- Neue Denkansätze für frische Köpfe*
	Philosophie und Bildung – Band 2 *Vom Blitz getroffen* *20 weitere Aufsätze zu Alltagsthemen – Neue Denkansätze für frische Köpfe*
	Philosophie und Bildung – Band 3 *Schwarzer Diamant* *20 weitere Aufsätze zu Alltagsthemen – Neue Denkansätze für frische Köpfe*
	Die kleine Maus *20 Naturgeschichten zum Nachdenken für Kinder und Erwachsene*
	Richtig (v)erziehen *Warum lieb sein zu Kindern böse ist*
	Lehrermangel *Warum der Lehrerberuf so anstrengend ist*

Weitere Werke der Autorengemeinschaft www.denkmalnach.ch:

	Harry Potter enthüllt *Eine spirituelle Erklärung für den Erfolg der erfolgreichsten Buchreihe aller Zeiten*
	Sich selbst sein *Auf dem Weg in die persönliche Unabhängigkeit*
	Gesammelte Gedichte *40 gesammelte Gedichte mit Tiefgang, aus der Feder der Autorengemeinschaft* <u>www.denkmalnach.ch</u>
	E-Bike to work *Wie das Elektrovelo mein Leben verändert hat*
	Ein Quantum Trost *Für jeden Tag ein Bild und eine Aussage, um sich an die Hoffnung zu erinnern*
	Arbeitsbuch der 7 Schlüssel *Charakterbildung leicht gemacht – Der Weg ans Licht*
	Arbeitsbuch der Wahrheit *Warum Lügen kurze Beine haben*

<table>
<tr>
<td>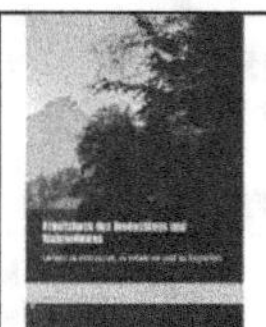</td>
<td>Arbeitsbuch des Beobachtens und Wahrnehmens
Lernen zu entdecken, zu erkennen und zu begreifen</td>
</tr>
</table>

Bücher der Reihe *Erfolgreich durchs Leben*:

*Bereits komplett **als Hörbuch** erhältlich!*

	Teil 1 - Erfolgreich leben 1: Lernen mit Geld umzugehen; *Grundwissen über Geld und den Umgang damit als Basis für mehr Selbstwirksamkeit*
	Teil 2: Erfolgreich leben 2: Selbstsicherheit aufbauen; *Hinstehen und ohne Unsicherheit sich selbst sein dürfen*
	Teil 3: Erfolgreich leben 3: Effizient Lernen; *Grundsätze des Lernens, die den Wissenserwerb erleichtern helfen*
	Teil 4: Erfolgreich leben 4: Sich Ziele setzen können; *Warum man Ziele nur erreichen kann, wenn man welche hat*
	Teil 5: Erfolgreich leben 5: Absichten durchschauen; *Was hinter dem Verhalten anderer Menschen und Institutionen steht*
	Teil 6: Ursache und Wirkung 1: Übergewicht verstehen; *Wie Übergewicht zustande kommt - und was man tun kann*

	Teil 7: Ursache und Wirkung 2: Streit entlarven; *Warum gestritten wird und wie man Streit vermeidet*
	Teil 8: Ursache und Wirkung 3: Trägheit ablegen; *Wie man den Weg zu einem aktiv gestalteten Leben findet*
	Teil 9: Ursache und Wirkung 4: Überdruss loswerden; *Lernen, die Dinge in einem positiven Licht zu erblicken*
	Teil 10: Ursache und Wirkung 5: Mangel beheben; *Vom inneren Mangel, der zu äusseren Mangelerscheinungen führt*
	Teil 11: Glücklich leben 1: Freundlichkeit und Anstand; *Wie uns freundlicher und guter Umgang die Türen öffnet*
	Teil 12: Glücklich leben 2: Dankbarkeit; *Warum Dankbarkeit die Grundlage für ein glückliches Leben ist*
	Teil 13: Glücklich leben 3: Hilfsbereitschaft; *Was unsere Hilfe für andere Menschen bedeutet*
	Teil 14: Glücklich leben 4: Nächstenliebe; *Warum Nächstenliebe bei Selbstliebe beginnt und uns so das Glück finden lässt*

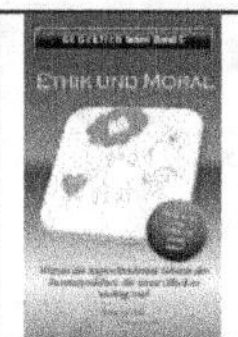

Teil 15: Glücklich leben 5: Ethik und Moral; *Warum die ungeschriebenen Gesetze des Zusammenlebens für unser Glück so wichtig sind*

Alle aufgeführten Bücher sind erhältlich als
Taschenbuch und **E-Book** auf www.amazon.de

Verlag: www.denkmalnach.ch

Autor: Michael von Känel

www.ingramcontent.com/pod-product-compliance
Lightning Source LLC
Chambersburg PA
CBHW061057250726

48653CB00001B/442